大是文化

不斷醣、
降三高的
七七七飲食法

貪吃的營養學博士這樣吃，
遠離糖尿病、高血壓、心血管疾病，
體檢數字全正常。

臺北醫學大學食品安全學系副教授
臺灣營養與食品雙專業的跨界教師
大數據健康促進協會理事長

楊惠婷 ◎著

何謂七七七飲食法？

▶ 掌握三大原則，
  三高指數沒紅字！

一、每天 70 公克醣

以**複合性醣類**為主要飽食感及纖維來源，你可以這樣吃：2 份至 3 份的蔬菜類（約 200 公克至 300 公克），以及 4 份左右的原態全穀雜糧。

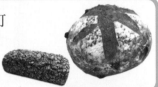

二、餐餐七分飽

盡量以最簡單的方式，享受食物美味，比如以少油方式烹調。建議以魚、海鮮，為主要蛋白質攝取來源。

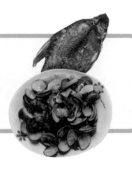

三、七天為一個循環

連續 6 天後，可以休息 1 天，讓自己放縱一下，吃較高量的醣類，但食物選擇要以原態（不要過度加工或烹調）為主。

不僅能有效**控制血糖、血壓**，還能達成**調節體內代謝、體外塑身**的目的，同時，也較不易產生副作用！不用挨餓，就能跟三高說掰掰！

▶ 吃對食物順序，才健康！

一、中式料理怎麼吃？

建議先喝湯，接著點一盤燙青菜（盡量不要淋醬汁），再吃含高蛋白的豆腐、魚、肉，最後才是主食的乾麵或水餃。

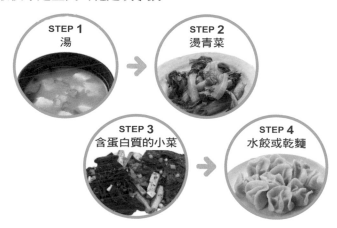

STEP 1 湯 → STEP 2 燙青菜

STEP 3 含蛋白質的小菜 → STEP 4 水餃或乾麵

二、西餐怎麼吃？

建議先吃生菜沙拉、牛排，最後再喝濃湯（若店家提供的是清湯，可改至用餐前食用）、吃鐵板麵。

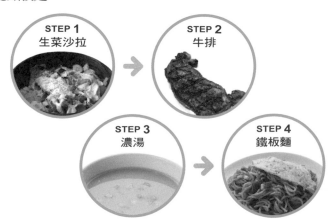

STEP 1 生菜沙拉 → STEP 2 牛排

STEP 3 濃湯 → STEP 4 鐵板麵

CONTENTS
目　錄

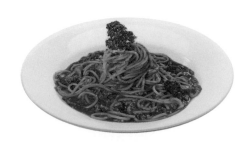

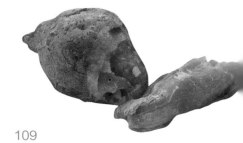

CONTENTS

 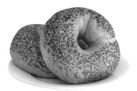

推薦序

七七七飲食法，
教你輕鬆降三高！

「啾啾營養師的私密話」版主／李錦秋營養師

健康，永遠是人們口中的熱門話題，即使是看起來瘦瘦的人，抽血數值也不一定正常。我們甚至可以說，健康是全民運動。但因錯誤的飲食方法，而危害健康的事件層出不窮，這也表示民眾對健康的觀念仍存有部分迷思。那麼，我們究竟該怎麼吃，才能健康又有效？

每次我在門診時，遇到不少女性來看診，大家都因為怕胖，所以不吃油脂、也不吃澱粉，只吃青菜，然而這樣偏頗的飲食，真的是健康的嗎？此外，還有人因過度限制油脂的攝取，而造成月經延遲，直到恢復正常飲食後，經期才回歸正常；也有人不吃澱粉、不吃醣，結果造成頭昏腦脹、心情低落，好在調整飲食後，整個人不但瘦了下來，精神也好多了。既然我們能吃飽、也能瘦得健康，那又何必過度控制飲食呢？這是我經常跟民眾提醒的地方。

不斷醣、降三高的七七七飲食法

　　《不斷醣、降三高的七七七飲食法》這本書，就提供了許多正確的飲食觀念，這些觀念和方法非常簡單，不但能達到瘦身、降三高的效果，同時也打破了大部分的人都有的減重迷思。例如，**比起體重數字，我們更應該關注的是體脂數字**。因此，體重下降千萬別高興得太早，得先問問自己：「你減對了嗎？」是減到肌肉、水分，還是脂肪？只有用對方法，才能讓身體變得輕盈，並打造出良好的體態，氣色也不會看起來病厭厭的。書中亦提到許多實用的健康飲食法。比方說，喝飲料不見得不好，只是要怎麼選、怎麼喝？三餐和點心到底要怎麼吃？

　　想要健康，就讓楊博士來教大家吧！藉由她自創的七七七飲食法：用餐順序正確之外，每天 70 公克醣、餐餐七分飽、七天為一個循環，就能擺脫三高危機！我自己試著執行了 7 天，的確非常簡單，也瘦了 1 公斤呢！我做得到，相信各位讀者也一定做得到！

前言
我是愛美食又顧健康的營養學博士

　　我常常覺得，自己會學營養、從事跟營養學相關的研究與工作，是天命，更是老天爺的精心安排。

　　從小，我生長在一個對吃很講究的家庭，我的媽媽是上海人，燒得一手好菜，我貪吃的習性，就像嘴邊的那顆痣一樣，都是天生的。除此之外，我們一家全都是易胖體質，和家人出門時，光看體型就知道是一家人。再加上全家都愛吃肉，一日三餐無肉不歡，青菜永遠只是跑龍套的配角，鮮少出現在我家餐桌上。

　　直到上了大學，讀了營養系，我才認識到什麼叫做營養均衡，也終於明白，家人的糖尿病除了家族遺傳之外，後天的飲食偏差及肥胖問題，更帶來了加乘效果。

　　身邊的好友總說，我的人生不是在吃、就在做吃的，要不就是看吃的（我真的很愛看大胃王節目）或研究美食，我的生活與「吃」可說是焦孟不離。基於對食物的熱愛，我完成博士學位，並幸運的獲得在大學教書的機會，

繼續傳道、授業，解惑各種與「吃」相關的知識。

有點肉又不至於過胖──我人生的終極目標

很多人（包括母親）都對我說，身為一個有營養師執照、專門研究、傳授營養的大學教授，不應該是一個貪吃的胖子形象。所以，如何繼續享受美食，又能兼顧健康，維持「有點肉但不至於過胖」的那條線，就是我人生的一大功課。

接觸營養學後，我開始學習控制自己的飲食，找尋真正能攝取到營養的方法，在享受美食之際，也能「有意識」吃進好的食物。身為一個學營養的健康胖博士（院長都說我不是胖，而是健康寶寶），我發現這也是許多人在飲食上的盲點，有些人為了健康，大量攝取對身體好的食物，到頭來反而營養失衡，甚至陷入病態。

「營養均衡」雖然是每個人都知道的事，但對於現在生活步調忙碌、很難親手打理三餐的人來說，要好好吃一頓飯、攝取對身體有益的食物，甚至比登天還難。因此，我和我的研究團隊創立了一個營養師團隊──「新營養食代」，並且自行開發線上軟體及 App（詳見封面前折口或第 50 頁），研究如何有效運用行動智慧裝置控制日常飲食：七七七飲食法，達到營養均衡的目標。

　　當然，我成了團隊研究成果的第一個受惠者，也是第一位體驗者，在營養師的飲食控制下，我逐漸有了進步。這才發現，不論是博士、營養師……甚至任何人，只要不注意，都會逐漸對飲食失去意識，忽略自己吃下肚的究竟是營養，還是只是熱量？

　　各位手上的這本書，是我在接受團隊營養師協助控制飲食的過程中，眾人一起歸納出來的飲食調整重點，我現在仍然持續努力中，且已見成效。從原本的三高（高血壓、高血脂、高血糖）超標，目前皆在標準數值內：空腹血糖 96 mg／dl、血壓 115／75 nmHg、三酸甘油脂 125 mg／dl（標準值詳見下頁）。不只如此，我們還將這套方法運用在減重班成員上，有不少人受惠，超過300個案例，成功率更高達85%；包括 65 歲以上的熟齡人士，一樣能達成控制體重的目標。大家在如此的飲食習慣調整下，可以更增進新陳代謝，並且讓精神更佳。

　　身為資深的美食狂熱分子，我深刻體悟到，**想要吃得營養不難，但要長期堅持卻不容易**，唯有將這些習慣深植於心、落實生活。這麼一來，即使是日常的餐點，也能兼顧口腹之欲與均衡飲食的目的。

　　書中所提的飲食技巧相當簡單、容易達成，有助於解開一般人對於飲食控制的迷思，比方說：「吃○○食物，就能降血壓」、「每天喝一杯○○，一週體脂肪就能少

10%」等。比起攝取單一的食物，**本書更希望大家什麼都能吃，但從中挑出最適合自己的食物**，這對貪吃的我來說，真是一大福音，不但可以滿足我想吃、怕餓的欲望，更恢復了我對日常飲食的意識，再也不會因為餓過頭就胡亂大吃，增添身體的負擔。相信我，這本書對於處於不知如何調整飲食的你來說，絕對是最佳的良方解藥。

圖表 三高標準值

一、高血壓

高血壓正常與異常（單位：mmHg）		
分類	收縮壓	舒張壓
正常血壓	＜120	＜80
高血壓前期（警示期）	120～139	80～89
第一期高血壓	140～159	90～99
第二期高血壓	≧160	≧100

二、高血糖

血糖正常值 （單位：mg／dl）	
飯前血糖值	80～100 mg／dl
飯後血糖值	80～140 mg／dl

*空腹血糖高於 126 mg／dl，或隨機血糖高於 200 mg／dl 伴隨有糖尿病的症狀，應進一步接受檢查或治療。

三、高血脂

血脂正常與異常值（單位：mg／dl）			
血脂	正常（理想）	邊際危險	高危險
總膽固醇（TC）	＜200（＜160）	200～239	≧240
低密度脂蛋白膽固醇（LDL-C）	＜200（＜160）	130～159	≧160
高密度脂蛋白膽固醇（HDL-C）	≧40（≧60）	／	＜40
三酸甘油酯（TG）	＜200（＜150）	200～400	＞400

*資料來源：衛生福利部國民健康署。

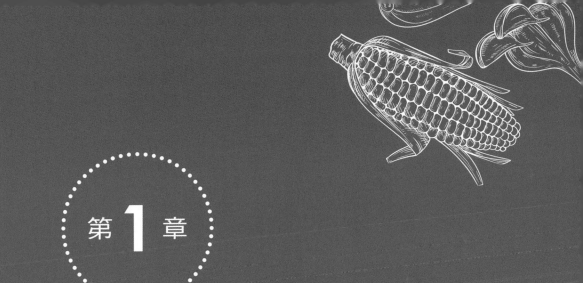

第 **1** 章

世上有一百種甩肉方式，怎麼找到適合自己的？

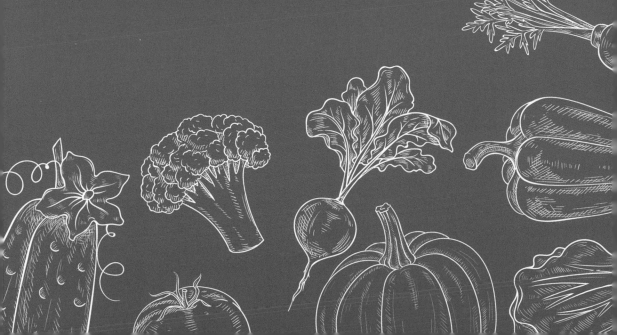

過胖或過瘦，
病痛都會上身？
怎麼判斷？

　　根據「2013 年至 2016 年國民營養健康狀況變遷調查」報告，臺灣成人過重及肥胖盛行率達 45.4％，男性更是幾乎達一半。

　　肥胖到底有多可怕？肥胖不只會搞亂身體正常的代謝機制，增加心血管疾病風險，還可能會使胰島素對血糖的調控更不易，進而導致第二型糖尿病的發生。近年來許多研究也指出，肥胖是導致許多代謝性疾病、慢性病的凶手。

　　更令人不寒而慄的是，在 2017 年「臺灣十大死因排名」中，就有七項與肥胖相關；國際癌症研究機構（IARC）於 2016 年，發布他們針對癌症和體重研究的結果，

發現在歐美和中亞地區的女性當中，肥胖造成的癌症占了癌症總數的 9%，酒精造成的癌症才占 3.5% 至 5.5%。

由此可知，肥胖不只影響我們的外表，更影響我們的健康。而目前被認定為**肥胖形成的兩大主因**，正是**不健康的飲食**以及**久坐不動的生活型態**。

我相信，每個人都希望自己有均勻、完美的體態，更希望擁有健康。很多人以為隨著年齡增長、代謝變慢，彷彿就擺脫不了「變胖」的結果。雖然代謝的確與體重相關，但實際上，想保持輕盈的體態、維持健康，不論年齡、不分性別都能辦到。

過胖或過瘦怎麼判斷？

一般常用身體質量指數（Body Mass Index，以下簡稱 BMI），來界定一個人的體位是否正常。其計算方式如下：

● **身體質量指數**（Body Mass Index，簡稱 BMI）
＝體重（公斤）／身高^2（公尺^2）

*例如：體重 62 公斤、身高 172 公分的人，BMI 值為：
62（公斤）／1.72^2（公尺^2）＝20.95。

　　根據國內外研究指出，BMI 值屬於過量、肥胖體位
（BMI ≧ 24）或消瘦體位者（BMI < 18.5），死亡率都較
正常體位者（24 > BMI ≧ 18.5）來得高，所以**維持正常體
態，遠比過度減重或放任自己肥胖來得重要**。想知道自己
的體型為何，可參考圖表 1-1。

圖表 1-1　BMI 值對照表

BMI 值	體型
BMI < 18.5	消瘦
24 > BMI ≧ 18.5	正常
27 > BMI ≧ 24	過重
30 > BMI ≧ 27	輕度肥胖
35 > BMI ≧ 30	中度肥胖
BMI ≧ 35	重度肥胖

*資料來源：衛生福利部國民健康署。

　　除了 BMI 值，評估人體脂肪與肌肉的占比變化，也
是很重要的減重指標，舉個例子：陳先生與林先生的身

高、體重皆同，BMI 值亦相同，但雙方不同之處在於，陳先生主要是重在肌肉，而林先生卻是重在脂肪，因此兩者的體態大不相同。換句話說，**體脂率才是影響你看起來胖或瘦的關鍵**（男女之合理體脂率，詳見圖表 1-2）。

圖表 1-2 從體脂率看體態是否肥胖

性別	年齡	肥胖之判斷標準（體脂率）
男性	30 歲以上男性	≥ 25%
	30 歲以下男性	≥ 20%
女性	30 歲以上女性	≥ 30%
	30 歲以下女性	≥ 25%

*資料來源：衛生福利部國民健康署。

　　所謂體脂率，指的是體內脂肪重量和體重的比例，反映的是體內脂肪含量。也就是說，如果你的體脂率比較高，那麼你看起來就更胖、也更容易胖。

　　建議在減重之前，大家可以先至醫院以專業體脂機（市面上亦有販售，測量方法請見第 28 頁），測量自己

的體脂率（一般是透過電阻的原理方式測得），並確認自己究竟是肌肉多還是脂肪多，再進一步思考，該如何擬定控制體重的策略。

在網路及手機上，也有許多線上的體脂肪計算器，例如：全新生活（https://tw.tlsslim.com/resources/measurements/），以及手機的體脂肪率計算器、體脂率計算等App。只要輸入身高、體重、腰圍等細節數字，就可以測出體脂率。不過，要注意的是，線上試算的結果，會依各網站而有所誤差，其數值僅供參考。最好的方式還是自購一臺體脂計，每日進行量測，定期追蹤你的身體密碼。

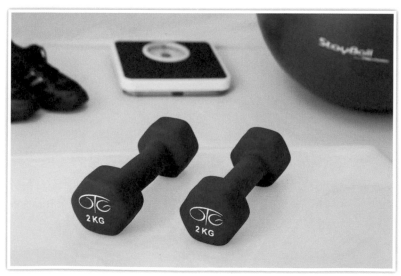

▲測量體重、體脂率後，可再進一步思考如何搭配飲食及運動。

你是泡芙人，
還是鉛球族？
最正確的體位測量

前面已經了解，無論體重過胖或過輕，都有可能造成身體病變。其中，比起體重過輕，更多人對過重感到困擾。這一點從市面上無奇不有的減肥資訊以及相關書籍，就可窺知一二。

在控制體重之前，首先要了解一件很重要的事——**減肥到底該減什麼**？

站在體重計上，正在減重的人總是要跟數字斤斤計較，還有些精細的電子秤，能把體重計算到公克。的確，對於想減重的人而言，即使是幾公克的差距也不能輕忽。但仔細想想，每當我們開始減重，心目中預期達到的體重真的合理嗎？到底該如何減重，對身體比較沒有負擔呢？

一百種甩肉方式，我適合哪一種？

　　談到減重，相信大家一定聽過超過千百種的方法，像是：吃肉減肥法、（極）低熱量減肥法、單一飲食法等（見圖表 1-3），但每個人適合的減肥方式都不同，該如何減得健康又有效？接下來就要告訴大家，一般減重該如

圖表 1-3　各種飲食減肥法比較

減肥方法	原理	缺點
吃肉減肥法	阿金飲食（Atkins Diet）、低碳水化合物飲食。刻意讓醣類攝取不足（初期每日醣類攝取量不超過 20 公克，種類只能以蔬菜為選擇），改由肉類中的蛋白質和脂肪提供熱量。	・大量吃肉很容易膩，失敗率高。 ・高蛋白飲食會增加腎臟負擔，更會加速腎功能不佳者病情惡化。 ・高蛋白飲食反而會促使鈣質流失，提高骨質疏鬆的風險。
（極）低熱量減肥法	控制每日攝取的熱量，可分為低熱量減肥法（每日熱量攝取小於 1,000 大卡）、極低熱量減肥法（每日熱量攝取小於 800 大卡）。	若沒有專業人士在旁輔導正確飲食原則，容易導致營養不均衡，甚至引發副作用。
單一飲食法	減重過程僅以單一類食物作為熱量來源，如冰淇淋飲食法、香蕉飲食法，或是炸雞飲食法等。	單一飲食法，單一熱量來源，極易造成營養嚴重失衡，長期可能造成營養不良，對於皮膚、免疫系統、各器官組織都會有不良影響。

（續下頁）

減肥方法	原理	缺點
斷食	最少經歷 16 小時空腹，或是1天1餐、2天1餐。也有人只靠飲用開水撐過3～5 天，再吃一頓大餐（1,500 大卡以上）。	・因缺乏營養素，容易造成腸道黏膜萎縮，甚至導致功能受損。 ・長時間的禁食，將導致膽汁無法正常排出，容易造成膽囊發炎、膽結石。
節食	透過減少熱量攝取的手段，在短時間內減輕體重。	・使基礎代謝率降低，反而容易復胖。 ・由於營養不良，可能導致內分泌失調、代謝異常、體力不支、免疫力降低、貧血等。

*資料來源：「新營養食代」張惟凱營養師。

何訂定目標，才能維持理想體重，而且不復胖。

實際上，減重、減肥都只是一般人常用的統稱，若真要細分的話，還可分為三方面：**減重、減脂，以及減重＋減脂**。依據目標的不同，採用的方式就不一樣。要決定目標前，必須先進行體位量測，也就是量測全身的體脂跟肌肉分布，了解自己到底屬於哪一種。

以女性而論，針對標準體位、但是體脂超過標準（體脂 ≥ 30％）的泡芙人（詳見第 27 頁），飲食必須以降低體脂為主要策略（見下頁圖表 1-4）。針對過重的人（BMI ≥ 24），超重的幅度在 5 公斤左右，適度減重便可

以解決。若是針對肥胖體位（BMI≧27）的人，我們則希望他們除了減重外，也需要配合減脂。

圖表 1-4 依 BMI 值及體脂率，擬定減肥重點

BMI 值與體脂率	體重控制重點
27≧BMI≧24，體脂率≦30%	減重（超過標準體重 5 公斤左右）。
18.5≦BMI≦24，體脂率≧30%	即俗稱的泡芙人：減脂。
BMI≧27，體脂率≧30%	即俗稱的鉛球族：減重＋減脂。

人如其食，吃什麼就會像什麼

每個人都想要活得健康，也都知道均衡飲食的重要，但為什麼總是無法達到呢？各位不妨回想一下，自己昨天早餐吃了什麼？整天下來有吃到蔬菜嗎？在你每天的飲食中，又有什麼小惡魔、壞習慣藏在你的飲食中？

西方有句俗話：「人如其食。」（You are what you eat.），直白的說，你吃什麼就會像什麼。實際上，飲食的確對人體健康有極大的影響，不光是肥胖，許多慢性病

都與飲食不正常息息相關，願意重視這個問題的人，卻少之又少。

　　一般人的飲食習慣，多半是公司或家裡附近有什麼就吃什麼，看見方便、便宜的食物就直接往嘴裡塞，鮮少放緩咀嚼速度，根本不在意自己吃下的，究竟是健康還是負擔，因此造就全亞洲第一的肥胖率，以及日益年輕化的慢性病。想避免這一切，就必須從今天起正視飲食習慣，調整過重的體態。

飲食要劈腿，熱量非關鍵

　　但食物種類這麼多，到底要如何擇食才可以兼具食品安全與營養？由於長期從事營養與食安相關教育宣導工作，有許多人問我這個問題，其實，只要掌握以下兩大重點，即使外食也能兼顧健康。

　　一、熱量不重要：提到健康，普遍都有一個迷思，就是對熱量斤斤計較。其實根據本人與研究團隊，針對 300 位 30 歲至 50 歲成年女性，將近兩個月的飲食研究，我們發現她們攝取的熱量跟體型，並無直接相關性，甚至還觀察到一個關鍵：肥胖的人每日習慣攝取的熱量，其實與一般人差不多，所以，**熱量並不是導致體重失控的主因。**

二、營養素組成越單一的食物，越難帶給我們健康：我們用一個簡單的例子，來證明這個觀點。1 杯全糖珍珠奶茶，與一個有 3 種副菜的排骨便當熱量相當，然而，擁有單純醣類及油脂的珍珠奶茶，造成肥胖的實力遠勝於便當，而便當帶來的飽足感絕對優於珍奶。可見相同的熱量，對人體卻有不同的營養價值。

再加上現在食安問題層出不窮，最好的食物選擇方式，就是絕對不要對於你所選擇的食物太忠誠，同一家店、同一個時間點、同一份食物、永遠選擇外帶……這些只會造成不斷攝取同一種食品添加物；經過相同的製程，也容易使同一種塑化劑溶出。總結而言，每日不斷累積同一種營養素，對於身體器官系統的運作來看，並非幸事。

所以，總結上面兩個觀點，可得出一個結論，**飲食要劈腿，熱量反倒是其次。**

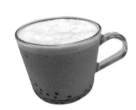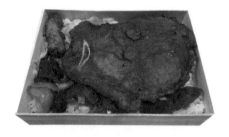

▲一杯 500 c.c. 的全糖珍珠奶茶，熱量等同於一個排骨便當，但營養價值完全不同。可見擇食時，營養價值比熱量更重要。

體重下降了……
唉，為何總是降了
又升？

減重時，若看到體重數字下降，往往令人欣喜若狂，但大家真的知道這背後的含意是什麼嗎？其實，當**體重變輕，減少的不見得是脂肪，也可能是肌肉或水分**。大部分人都想減掉脂肪而非肌肉，也就是說，減重不能單看體重變化、體重下降也不代表真的有瘦，而是要看身體真正減少的是什麼。

關於減去的體重，大致可分為下列三種：

一、減去肌肉：有些減重的朋友，常以單純限制熱量的方式甩肉，但未慎重選擇飲食，導致營養失衡，再加上缺乏運動習慣，造成基礎代謝率（Basal Metabolic Rate，簡稱 BMR；計算方式見第 26 頁圖表 1-5）下降、肌肉組

織逐漸消耗、分解，致使肌肉量減少。因此，實際上減到的是肌肉，而不是脂肪。

二、**減去水分**：有些減重者會選擇服用「號稱」可減重的市售食品，利用排除宿便、甚至腹瀉使體內水分大量流失，儘管乍看之下體重似乎減輕，但真正該減去的脂肪依舊在體內儲存。

圖表 1-5 基礎代謝率的計算方式

基礎代謝率指在自然溫度環境中，恆溫動物（如人類）在非劇烈活動、處於消化的狀態下，維持生命所需消耗的最低能量（單位為大卡）。疾病、進食、環境溫度變化、承受壓力水平變化，都會改變人體的能量消耗，進而影響基礎代謝率。

● 每人每日基礎代謝率的計算方式如下：
BMR（男）＝（13.7×體重〔公斤〕）＋（5.0×身高〔公分〕）－（6.8×年齡）＋66
BMR（女）＝（9.6×體重〔公斤〕）＋（1.8×身高〔公分〕）－（4.7×年齡）＋655

例如：52 公斤、身高 160 公分的 26 歲女生，基礎代謝率為：（9.6×52）＋（1.8×160）－（4.7×26）＋655＝1,320 大卡。

此時，每日測量體脂可協助監控體重，讓你清楚知道自己究竟減去多少體脂肪；還是僅僅減去水分、甚至流失肌肉，進而調整飲食方式。

三、BMI 正常但體脂超標：有些人體重下降至 BMI 正常範圍，但體脂肪仍超標。這樣的人通常都會被稱為「泡芙人」（30 歲以上女生體脂肪率 ≥ 30％；男生體脂肪率 ≥ 25％），此時應了解自己的體脂肪率，再依個人條件調整飲食，減少脂肪攝取量，並養成運動習慣。

比起體重與 BMI 值，體脂率更關鍵

前文提過想要監測自己的體態狀況，最簡單的方法就是確實掌握體脂率。它可以幫助你清楚了解，在體重控制與管理的過程中，身體脂肪與肌肉的變化過程。

以美國 NBA 明星籃球員林書豪（Jeremy Lin）與政治人物連勝文為例，兩人身高、體重相仿（身高 192 公分、體重 91 公斤），BMI 皆為 24.7，但為何雙方體型差異這麼大？差別在於兩人的體脂肪及肌肉含量大不相同。

林書豪的 BMI 值大於 24，若以衛生福利部（以下簡稱衛福部）國民健康署的標準判定（見第 22 頁圖表

1-4），其實屬於「過重」，但大家並不會因此覺得他胖。正因為林書豪是運動員，身體肌肉量偏高、體脂肪低，看起來結實壯碩；但連勝文的肌肉量不但偏低，脂肪量更高出林書豪許多，因此外型看起來就比林書豪臃腫。由此可見，光用體重或 BMI 值，並不足以判定一個人是胖或瘦。換句話說，比起體重或 BMI 值，減肥的重點在於體脂肪有沒有下降。

體脂怎麼量才準？

現在市面上有販售各種款式的體脂機，除了協助你監控體重，更可清楚掌握每日減去多少體脂肪，我個人非常推薦。但在此也要提醒大家，站上體脂機後，有下列四個重點要特別注意：

1. 每次測量都要使用同一臺體脂機，自己與自己比較才能減少誤差。

2. 固定在相同的時間、地點、狀態測量，以減少誤差發生。

3. 建議於早上起床，如廁後且空腹狀態下量測。

4. 若使用電阻式體脂機，必須脫去金屬飾品，以免產生誤差。

除了體重、BMI 值及體脂率之外，還可結合腰圍、臀圍、臂圍、基礎代謝率等，進行全方位的體位評估，如此一來，更能充分掌握自己的身體密碼，維持理想身材。

減重，從每日減少攝取 500 大卡做起

當大家下定決心要減重時，該怎麼設定目標體重，對身體較無負擔呢？建議大家以正常的 BMI 值（24 至 18.5）為目標，計算理想的體重範圍；接著再依據個人每天的基礎代謝率（見第 26 頁圖表 1-5），訂定每日飲食所需的熱量多寡。

在減重的過程當中，一般建議從每日減少攝取 500 大卡做起，經過一週之後，體重就可以減少約 0.5 公斤；許多人為求速成減重，會採用極端的飲食行為，例如：一天只吃一餐、只喝開水不吃東西。這些極端的減重方法，雖然短時間內能有明顯成效，但會使身體處於營養不足的狀態，更提高瘦後復胖的機率，較不建議。

七七七飲食法，
三個月甩掉 10 公斤

　　減重方法百百種，我發現到無論是斷醣、生酮、阿金飲食（按：只吃肉和脂肪，完全斷醣）等，主要原則只有一個，就是控制醣類攝取，這是目前最有效的方式。主要的原因是，日常中我們可以獲得糖與醣的機會太多了，只要有效控制攝取量，即可得到顯著的效果。

　　但是我們往往忽略，醣類在身體代謝裡面扮演的重要角色，若是濃度太低，難免矯枉過正，長久下來反而容易產生副作用。因此，我研發出七七七減糖飲食法：每天70 公克醣、餐餐七分飽、七天為一個循環。

　　在實踐七七七飲食法時，有五個重點需要注意：

　　一、每天 70 公克醣：嚴禁一切「糖」，每天以複合性醣類為主要飽食感及纖維來源，70 公克醣可以包含 2

份至 3 份的蔬菜類（約 200 公克至 300 公克），以及 4 份左右的原態全穀雜糧（按：全穀雜糧內含較多纖維素，若吃進同樣分量的白飯，熱量自然會少一點）。例如，每天可以吃一個小番薯（110克）＋半碗飯，然後再選 2 到 3 種青菜，或是菇類燙熟約一碗半的分量（各類主食和蔬菜含醣量詳見第 78 頁）。

二、餐餐七分飽：每餐把握原態食物攝取原則，以最簡單的方式享受食物美味，進食優雅不過度。對我來說，**七分飽大概就是已經有微飽的感覺，但還可以再吃下已進食食物的一半**。總之，建議每個人都好好感受，並拿捏一下飽足與飢餓的感覺。

三、食材以少油方式烹調：如水煮、涼拌、小火焙煎、低溫烘烤的方式烹調食材。

四、攝取蛋白質時，參照地中海飲食法：普遍來說，地中海飲食是目前被認定為，最能有效預防心血管疾病的飲食。此類飲食方式的重點在於，對於高蛋白質食物的飲食頻率加以管控，即每日以乳製品、魚類、海鮮作為主要蛋白質，每週吃一次家禽（雞肉），每個月吃一次紅肉（豬、牛、羊）。

五、七天為一個循環：把握此原則連續6天後，可以休

息 1 天，讓自己放縱一下，吃較高量的醣類，但是仍然要注意，食物選擇要以原態（不要過度加工或烹調）為主。

以此原則進行三個月，可以甩掉約 10 公斤左右的體重，還可以有效控制血糖、血壓。把握七七七飲食原則，不僅能以較為輕鬆、簡單的方式，達成調節體內代謝、體外塑身的目的，同時也較不易產生副作用，更不用挨餓、忍住嘴饞，自然能降低復胖的風險。

健康知識補給站

● 「醣」和「糖」有什麼不同？

「糖」通常是吃起來具有甜味，而「醣」是所有產糖食物的通稱，也就是「碳水化合物」，按照分子結構可分為纖維、多醣類、寡糖、雙糖、單糖，吃起來不一定具有甜味，例如飯、麵。

無論吃了「醣」或直接吃糖，經過消化吸收後都會產生葡萄糖，這些增加的葡萄糖須透過精密的胰島素分泌調節，以維持血糖在 70 毫克／分公升至 130 毫克／分公升間微幅波動。

若要預防肥胖、糖尿病，甚至防癌，富含纖維質的多醣類，例如蔬菜、全穀根莖類是較健康的選擇。同時也要減少攝取精緻糖，這些糖無論是糖果、果汁、甜點，這類糖會快速吸收，增加胰島素分泌的負荷，容易攝取過多熱量，而導致體重失控。

圖表 1-6　七七七飲食法的五要訣

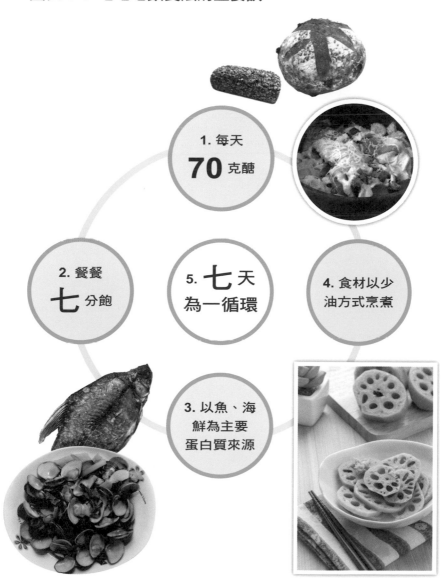

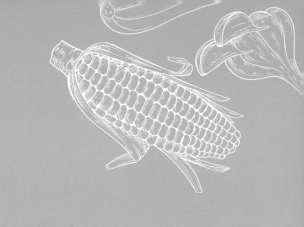

第 **2** 章

七七七飲食法：
不用改變飲食，
只要改變用餐順序

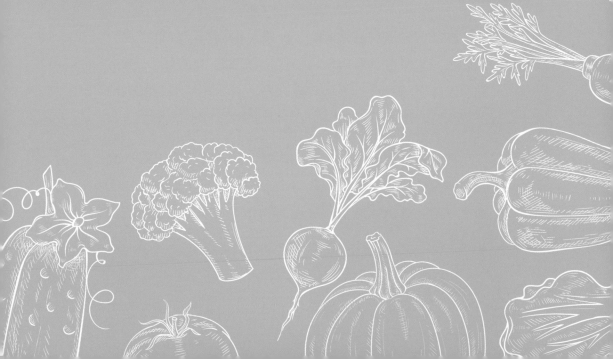

西餐先用沙拉，
中餐先喝湯

　　飲食均衡之所以困難，最大的問題在於無意識的進食。換句話說，很多人都不知道自己吃下了什麼，也不會去思考這一口食物或飲料，對身體會產生什麼樣的影響。所以，均衡飲食的第一步，要從**恢復對日常飲食狀況的意識開始**。

　　該如何知道自己每天吃了什麼？很簡單，每餐忠實記錄即可。大家可以像寫日記一樣，仔細記下每日的三餐與點心，除了可避免一不小心吃太多之外，更能清楚知道自己究竟將什麼吃下肚。

　　提到飲食均衡，大家都知道要多吃蔬果、避免高油高鹽、少喝含糖飲料⋯⋯但知道是一回事，真正做到卻很困難。一般人之所以無法落實均衡飲食，是因為對自己吃了

什麼缺乏概念，例如，今天究竟吃過蔬果了沒有？或是桌上這杯手搖飲料，已經是今天的第幾杯了？

一旦從簡單的紀錄開始改變，你就會發現：原來我今天沒吃早餐、午餐只吃速食，一整天幾乎沒吃到蔬菜……那麼，你或許就能在晚餐時，多點一盤燙青菜均衡一下；當你發現，自己幾乎天天都喝好幾杯含糖飲料，便會開始限制自己 1 天只喝 1 杯、再縮減至 2 天 1 杯，依序慢慢減量；你也可能喜歡吃油炸食物，三餐之中一定有一頓是炸物，那麼也許就會開始把從每天都吃炸的，改成 2 天吃 1 次。

許多人都想減重、改變體態，甚至控制三高（高血壓、高血糖、高血脂），但這些想法若只是放在大腦，卻不曾實際執行，那你永遠無法突破現狀。

為此，新營養食代團隊提出的解決方案，就是從「新食記運動」（詳見第 47 頁）做好飲食紀錄開始，從中找出體重不斷上升、健檢不斷出現紅字的小惡魔。專家說 21 天可以養成一個習慣，讓我們為了未來的自己，從現在開始改變。

三餐不忌口，小心體脂肪與血脂肪找上你

各位平時如何解決一日三餐呢？早上急急忙忙趕著出門，早餐買了就狼吞虎嚥（有時甚至還不吃早餐）；午餐和同事訂便當（三配菜、一湯、一主食，吃得超滿足）；下班後吃晚餐更不忌口，三天兩頭與朋友相約，燒烤、火鍋、吃到飽，如此隨心所欲的飲食方式，長期下來，體型自然越來越圓潤。

身體必需的三大營養素為：醣類、蛋白質、脂肪。其中的醣類經過消化、吸收後，會使血糖攀升、刺激胰臟分泌胰島素。胰島素就像一把開啟細胞大門的鑰匙，可使血液中的葡萄糖進入細胞、用以維持人體必要機能，而在細胞利用完葡萄糖之後，血糖值便會逐漸下降、趨於恆定，胰島素分泌也會跟著得到控制。

若長期攝取過量醣類或高糖分（即高 GI 值）食物，血液中的胰島素便會持續呈現高濃度狀態，以促進體內各式生化反應的合成，減重者最討厭的**體脂肪與血脂肪**也是由此而來。因此，若不儘早調整飲食習慣，罹患高胰島素血症（Hyperinsulinemia）的機率便會提高，肥胖、三高與其他心血管疾病將接踵而至。

改變用餐順序，脫離胖胖危機

其實，只要**改變進食順序、了解食物的營養成分、吃對分量，就可逃離胖胖危機**，還可協助調整餐後的血糖平衡。

例如，**餐前先喝一碗 250 毫升的清湯**，可有效減少胃部容積，**接著再吃青菜與低脂肉類**、海鮮、蛋、豆製品等，利用膳食纖維與蛋白質增加飽足感，**最後才吃飯**、麵等主食。

2011 年發表在學術期刊《Asia Pacific Journal of Clinical Nutrition》的研究指出，用餐時先讓受試者吃蔬菜（包心菜與牛番茄），再吃碳水化合物（米飯），可優化餐後 30 分鐘與 60 分鐘的血糖控制，更可降低糖化血紅素（HbA1c）。2015 年 7 月發表在《Diabetes Care》期刊

健康知識補給站

● 高胰島素血症（Hyperinsulinemia）：是指血中胰島素相對葡萄糖的濃度過高，是早期的第二型糖尿病常見的症狀之一，症狀也出現在施打過多胰島素的第一型糖尿病患者，以及先天高胰島素血症、胰島母細胞增殖（胰島 β 細胞過度活化）、胰臟癌的患者中。

的研究也顯示，受試者**先吃蔬菜**（番茄生菜沙拉佐義大利醋、奶油花椰菜）**與蛋白質**（去皮烤雞腿肉），之後再吃**碳水化合物**、果汁（麵包與柳橙汁）（見圖表 2-1），餐後 30 分鐘、60 分鐘與 120 分鐘的血糖顯著下降，餐後胰島素濃度也大幅趨緩。

圖表 2-1 用餐時應先吃蛋白質與蔬菜

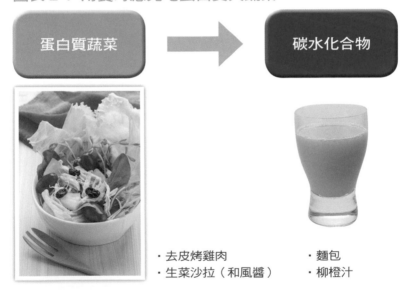

蛋白質蔬菜 → 碳水化合物

· 去皮烤雞肉　　　　　　· 麵包
· 生菜沙拉（和風醬）　　· 柳橙汁

「蔬菜→蛋白質→澱粉」，這樣吃才對

上述兩篇研究都顯示，用餐時先吃生菜沙拉再吃米飯，能有效控制餐後血糖。其他國外文獻更指出，生萵苣

（60 公克）、橄欖油（10 公克）與醋（10 公克）一起食用，能夠緩和餐後血糖上升、抑制食慾。

主要的原因是，生萵苣中的水溶性膳食纖維具高黏性，能延遲、降低胃排空速率（拉長消化時間）、抑制血糖上升速率。此外，生萵苣的非水溶性膳食纖維，也能改善體內胰島素阻抗，使血糖變得更容易控制；橄欖油富含單元不飽和脂肪酸（Monounsaturated Fatty Acid，簡稱 MUFA，〔詳見第 100 頁〕），能強化胰島素敏感性，並刺激胰高血糖素樣肽-1（Glucagon Like Peptide 1，簡稱

圖表 2-2 常見的萵苣類蔬菜

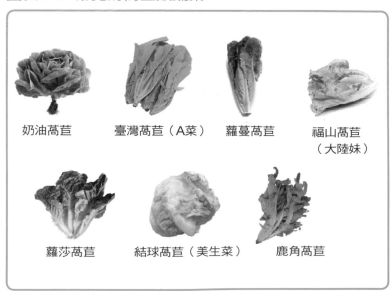

奶油萵苣　　臺灣萵苣（A菜）　　蘿蔓萵苣　　福山萵苣（大陸妹）

蘿莎萵苣　　結球萵苣（美生菜）　　鹿角萵苣

GLP 1，迴腸的分泌物之一）分泌；醋則能有效減緩消化速率、抑制餐後血糖上升。

此外，用餐時先吃蔬菜，可因青菜中所含的膳食纖維提高飽足感，接著攝取蛋白質，便能促進腸道分泌多肽 YY（peptide YY），影響腦幹及下視丘，藉此抑制食慾，

健康知識補給站

- 高生物價蛋白質：這類食物中有完整的必需胺基酸，經人體攝取後，代謝產生之含氮廢物較少，能被人體有效吸收利用，故日常飲食中，建議至少一半以上的蛋白質攝取管道，是來自高生物價蛋白質。如：蛋、牛奶、黃豆製品及魚、雞、豬、牛肉類（瘦肉）等。

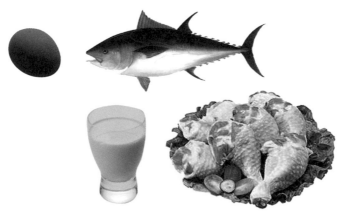

▲牛奶、魚、雞等，屬於高生物價蛋白質。

其中又以高生物價蛋白質（如燻雞肉、水煮鮪魚或花枝等）最佳。

吃完蔬菜和蛋白質之後，最後才是澱粉及水果。如此一來，不但營養均衡，更能快快吃飽，而不會一不小心吃太多。

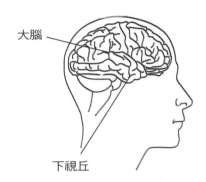

大腦

下視丘

▲進食時，若攝取蛋白質，便能促進腸道分泌多肽 ㄚㄚ，影響腦幹及下視丘，藉此抑制食慾。

外食族進餐順序建議

由於現在人的生活型態改變，外食的機率大增，在不知不覺中就攝取過多的鈉、油和糖，讓身體負擔增加。因此以下特別針對外食族，提出關於進食順序的建議：

圖表 2-3　吃西餐的順序

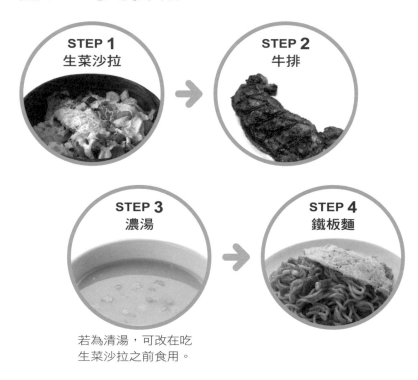

STEP **1**
生菜沙拉

STEP **2**
牛排

STEP **3**
濃湯

STEP **4**
鐵板麵

若為清湯，可改在吃
生菜沙拉之前食用。

● 吃西餐時

　　到西餐廳吃排餐時，大多數人都會習慣性的按照上菜
順序食用。若想減重，可以試著依照前面介紹的進餐順
序，先吃生菜沙拉、牛排，最後再喝濃湯（若店家提供的
是清湯，可改至用餐前食用）、吃鐵板麵。飲料則可選無
糖果汁或是無糖的原味茶，但建議還是以白開水為主。

● 吃中式料理時

先喝蛋花湯、豬血湯或味噌湯等湯品增加飽足感，接著點一盤燙青菜（如地瓜葉、人陸妹、豆芽菜、空心菜等，約25大卡至38大卡），並請店家不要在上頭淋滷汁或醬料，以免吃進不必要的油脂。接著再吃含蛋白質的豆腐、魚、蛋類、肉，例如，一顆滷蛋、粉肝、腱子肉等，最後可吃小顆水餃（7顆至8顆為限）或乾麵，整頓飯吃下來不但菜色豐富，更可獲取多樣化的營養素。

圖表 2-4 吃中式料理的順序

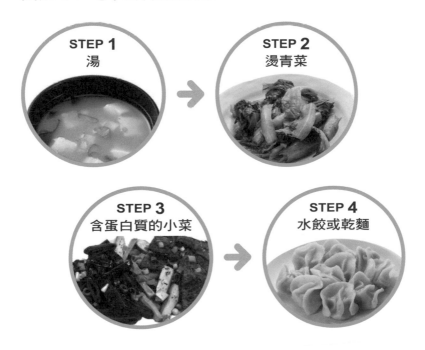

STEP 1 湯

STEP 2 燙青菜

STEP 3 含蛋白質的小菜

STEP 4 水餃或乾麵

手寫記錄容易懶，
打開手機輕鬆追蹤

多數人無意識的進食、處於飲食昏迷狀態，在不知不覺中，也將致病的元素吃進體內。因此，為了有意識的了解自己到底吃下了什麼食物，建議大家從現在起記錄自己吃下了什麼。

話說回來，要如何開始記錄飲食？只要找一本空白筆記本、準備一枝筆，在每次進食後，寫下自己吃了什麼、喝了什麼即可。

這個過程乍看之下沒什麼難度，但實際操作時，則可能碰到下列困難。例如，「午餐：一碗麵」。那麼，這碗麵裡有青菜嗎？有雞蛋嗎？有沒有肉類或是豆腐呢？

於是，你試著將餐點描述的再詳盡一點：「午餐：一碗麵，內含一顆雞蛋、一片豬肉、三片蔬菜」，好像清楚

一些了，但如果要繼續深究，那片肉是什麼肉？有多大片？青菜是哪種青菜？三片大概是多少分量？像上述的手寫飲食紀錄，很難呈現食物真實的分量，也可能會漏掉其餘食材或調味料。

總而言之，手寫記錄法實在太過麻煩，很少人能持之以恆，寫沒幾天就放棄。這就是為何許多人總是無法成功追蹤每日飲食、導致減重失敗的原因。

以手機拍照、上傳，在雲端記錄每日飲食

手寫紀錄法的成效不彰，該改用何種方式記錄日常飲食比較好？既然文字不可行，就改以圖像記錄吧！現在幾乎人手一支智慧型手機，拍照自然不是難事，只要在每餐飯前拍下食物照片，再連接網路、上傳至「新食記運動」網站（參考第 50 頁 QR-Code，需先加入免費會員，見圖表 2-5），除了提供個人專屬的每日飲食紀錄空間，也可透過歸檔達到自我監控，更解決文字無法完整紀錄分量、食材缺漏等問題。

俗話說：「工欲善其事，必先利其器」，開始記錄飲食前，先選擇自己合適的飲食紀錄工具，便可事半功倍，順利管理每日飲食。

圖表 2-5 三步驟輕鬆記錄飲食
（以透過「新食記運動」記錄食物為例）

步驟一　進入新食記運動網站，點選右上方的「會員註冊」連結。

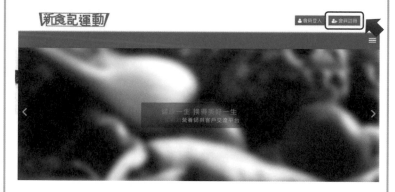

步驟二　填妥以下個人資料後，點選右下方的「確認註冊」。

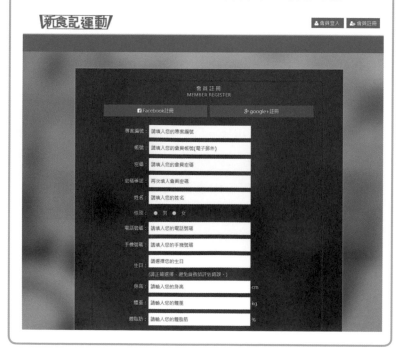

（續下頁）

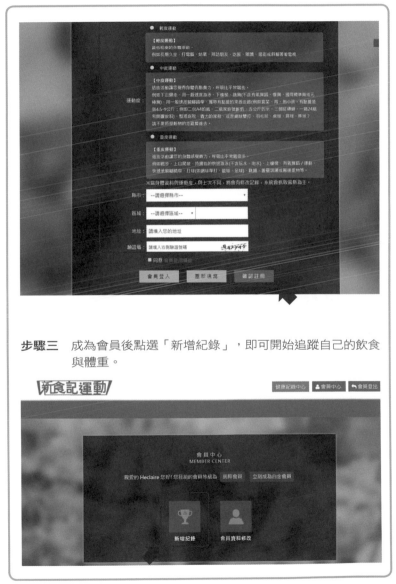

步驟三 成為會員後點選「新增紀錄」，即可開始追蹤自己的飲食與體重。

（續下頁）

- 點選新增「**飲食紀錄**」→每天新增早、午、晚餐與點心及飲料，記錄飲食習慣。
- 點選新增「**體位紀錄**」→建議選定某一個時段量測體位，以減少數值的生理誤差。
- 點選新增「**運動紀錄**」→每天訓練一點點耐力運動、負重運動、間歇性高強度運動等，達到增加肌肉、降低體脂肪的目的。

* 加入白金會員後，將有專屬營養師關心、照護服務，協助追蹤您的飲食與健康。

新食記運動
（http://www.newtriday.com.tw/）

體重降不了？
喝水減鈉很有效

在我和新營養食代團隊合作減重的過程中，發現**控制體重有三個關鍵，就是鈉、糖、油脂**。而人體內鈉的濃度高低，又與攝取的水分有關。

補充足夠的水分，對於減重有很大的幫助。就以我個人經驗為例，在減重的過程中，體重曾一度陷入停滯期，仔細翻閱飲食紀錄，原來我當時水喝太少，每天喝不到 1,000 毫升的水。在我開始貫徹 2,000 毫升的飲用水量之後，體重又開始往下降了，才短短 5 天就少了 2 公斤，也突破了停滯期。

人類在經過幾千萬年的演化過程後，水分已是體內最主要的成分。人的體內有 70% 以上是水，水分對於人的健康，大致可分為下列六大功能：

功能一、幫助腸胃消化

　　各位不妨回想一下，平日吃東西時，都需要經過牙齒和唾液的咀嚼及潤濕，食物才會經由食道到達腸胃，正常人體的消化道為濕潤狀態，若沒有水分幫助消化，營養很難完全吸收。

功能二、幫助清除廢物

　　人體每日食物消化和吸收後，會產生殘渣廢物（如汗水、尿液、糞便等），有了充足的水分，就像體內垃圾車一樣，可透過排汗、呼吸和排泄等機制，順利的將各種廢

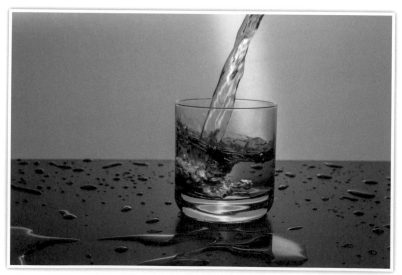

▲人體內的水分占 70% 之多，能協助人體調節體溫、運送養分與廢物等，是人不可或缺的物質。

棄物及毒素排出體外，維持身體健康。由此可見，水對人體的重要性。

功能三、維持體內細胞穩定

由於人體是由無數個細胞組合而成，而這些細胞的成分大部分都是水，有了充足的水分，才能維持體內細胞的穩定。

功能四、調節、平衡體溫

外在環境的氣溫變化，也會影響人體的水分與體溫。氣溫低時因為血管收縮，影響血液流到皮膚，水分自然不容易排出；氣溫升高時，由於血管舒張，刺激血液流動，水分也就跟著血液流通，再藉由汗腺排出皮膚表面，讓體溫保持平衡。

一般人感冒、發燒時，醫生或營養師都會建議多補充水分，這是因為水分可以幫助體內的溫度調節，使體內高燒狀態逐漸緩和下來。

功能五、活動肢體關節

水分也可當作關節活動的潤滑液，若水分攝取不足，筋（肌腱或韌帶）劃過骨頭時，就會發出「喀喀」的聲響，影響日常活動的靈活性。

功能六、運送養分及氧氣

水能有效運送養分、排泄廢物以及體內循環，讓人體各部位的活動和每個器官的新陳代謝，都能維持正常運作。

此外，夏天時若常遭蚊蟲叮咬，通常是因為血液中含有較多二氧化碳，而呈現微酸性，並吸引蚊子找上你。每日攝取充足的水分，可協助調節血液酸鹼度，一旦血液酸度降低，蚊子就會像變了心的女朋友一樣，頭也不回的離你遠去。

喝水大學問，怎麼喝才能不缺水？

了解水分對人體的重要後，接著要談談如何正確喝水，才可使身體含水量飽滿。首先，要請大家釐清一個觀念，人體水分來源不單單是「喝水」而已，而是包含「食物本身含水量」與「液體來源」（飲用水）。

不論是動物性或植物性的食物都含有水分，依據歐洲科學局的（European Scientific Authority，簡稱 ESA）報告指出，人體每日從食物中獲得的水分，約占整體水分攝取的 20％。另外，歐洲食品安全局（European Food Safety Authority，簡稱 EFSA）則建議，成年男性與女性，每日

應攝取 2,500 毫升及 2,000 毫升的水分（此為食物來源＋
液體來源，見圖表 2-6），若換算成**真正的建議飲用水量
的話，男性為 2,000 毫升，女性為 1,600 毫升**。

圖表 2-6 人體每日水分建議攝取量

性別	食物來源	液體來源	總計
男性	500 毫升	2,000 毫升	2,500 毫升
女性	400 毫升	1,600 毫升	2,000 毫升

喝滿三個水瓶，一天的水分就夠了

在此提供一個小祕訣，可幫助大家順利達到喝水
2,000 毫升的目標。基本上，營養師的工作從每天早上 8
點進公司後，就開始忙個沒完，大概會待到晚上 7 點左右
才離開，可以說整天都待在辦公室裡。

因此，我會準備三個約 600 毫升至 700 毫升的水瓶，
早上進辦公室第一件事，就是先把這三個水瓶裝滿，並
要求自己下班前一定要喝光，這樣至少每日就攝取了約

2,000 毫升的水分，是種適合懶人且非常有效的喝水法。

　　上述水分攝取量是針對一般日常活動而言，大家或許會問，如果有額外做別的運動，每日的水分攝取量也是相同嗎？

　　當然不同！運動時，身體內的水分會藉由皮膚毛細孔散失，不光是流汗這種看得見方式，還會以無數肉眼看不見的水氣蒸散開來，因此平時若有運動習慣，就必須另外補充更多水分才行。

　　我建議各位在運動前 1 小時至 2 小時，就先喝足約 500 毫升的飲用水，使身體在水分充足的狀態下展開活動；運動中每 20 分鐘就要補充約 250 毫升的水分；運動後也要在 1 小時至 2 小時內，至少飲用 500 毫升的水分，將流失的水分盡快補充回來（見圖表 2-7）。

圖表 2-7 運動前、中、後的水分建議攝取量

運動前 1 至 2 小時	運動中 （每 20 分鐘）	運動後 1 至 2 小時
500 毫升	250 毫升	500 毫升

值得注意的是，運動時會大量出汗，汗液的成分除了水分之外還有礦物質，例如鈉、氯、鉀⋯⋯光喝水是不夠的。其中又以鈉及氯的流失速度最快，因此，除了補充水分之外，也要記得補充流失的礦物質，否則可能會有低血鈉的情況發生（輕度的低血鈉沒有明顯症狀，中度低血鈉則可能有倦怠、噁心、頭痛、嗜睡等症狀）。

健康知識補給站

● 低血鈉症（Hyponatremia）

鈉是人體內很重要的電解質，可維持人體水分平衡，幫助神經肌肉運作。但若是體內「水太多、鈉太少」，使得鈉離子濃度低於正常範圍，即稱為低血鈉。以下列出低血鈉的可能症狀。

	體內鈉濃度	症狀
輕度低血鈉	＜135mmol／L	身體不太會有明顯不適症狀
中度低血鈉	＜130mmol／L	倦怠、無力、噁心、頭痛、嗜睡等症狀
重度低血鈉	＜120mmol／L	痙攣、休克、腦損傷甚至死亡

*資料來源：衛福部。

為了滿足運動消耗的水分、礦物質、醣類，建議各位可以補充運動飲料，效果會比單純飲用白開水更好，光是喝水容易使血鈉值下降，造成頭昏腦脹，導致運動表現急遽下降。

另外，愛好運動的人，如果覺得市售運動飲料太甜，也可以自己動手 DIY 運動後的礦物質補充液，既省錢又可自由調配甜度，請參考下方圖表。

圖表 2-8　自製運動後的礦物質補充液

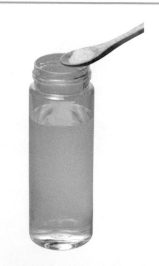

＊準備材料：
- 飲用水 500 毫升
- 砂糖 20 公克
- 食鹽 1.5 公克

＊調配方式：
將上述材料裝入水瓶中調勻即可，也可加入少許現打果汁（不加糖）增添風味。

▲若是持續 1 個小時以上的劇烈運動，就建議使用運動飲料，以滿足運動所消耗的水分、礦物質、醣類。

六大常見高鈉地雷食物

接下來，我們再來看看減重的另個關鍵：鈉，也就是鈉含量的攝取。

根據衛福部的統計，臺灣的高血壓盛行率，已從 2007 年的 13％，逐步攀升到民國 2012 年的 16.7％，幾乎每五人中就有一人患有高血壓。其中臺北市、臺南市、嘉義市、南投縣、臺東縣、花蓮縣、澎湖縣，高血壓人口更在 20％ 以上，比美國全國約 15.7％ 的盛行率，還高出許多。而全臺高血壓盛行率最高的地區為嘉義市，達到 26.3％。

儘管造成高血壓的原因很多，但日常飲食仍是最重要的因素，其中又以食物中的「鈉」影響最為深遠。一般人提到鈉攝取量過高，大都立刻聯想到吃得太鹹，這樣的判斷不免有些偏頗。其實不光是鹽巴，鈉還隱藏在許多看不見的地雷食物中，以下列舉六大類：

一、罐裝醬菜類

罐裝醬菜為了抑制細菌滋生，會先以高溫殺菌、破壞植物

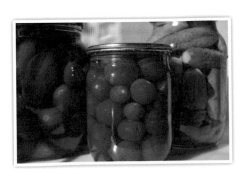

的細胞壁，使口感及質地變得更加柔軟（但這也會導致部分營養素流失），同時加入大量鹽巴，形成高滲透壓環境，進而延長保存期限。若愛吃罐裝醬菜，就會在無形之間吃下不少鈉。

二、油麵及麵線類

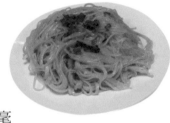

油麵及麵線的製作過程都會浸泡鹼水，因此容易吸附較多的鈉，根據衛福部調查資料，每100 公克的油麵，鈉含量可達 894 毫克；麵線又更可怕了，每 100 公克的鈉含量竟高達 2,834 毫克。比起一般的乾麵條（每 100 公克含142 毫克的鈉），兩者分別高出將近 6.3 倍及 20 倍之多。

三、調味品及醬料類

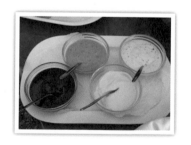

大家對鈉的直覺就是「重鹹」，因此像鹽巴、醬油、烏醋、XO 醬、豆瓣醬、沙茶醬、味噌等口味較重的調味料，鈉含量都偏高。

四、燴飯、羹麵類

燴飯、羹麵類的問題不在食物本身，而是在料理過

程中必須勾芡（將太白粉、地瓜粉
等用水調勻，加入菜中，呈現濃稠
狀），使得食物的味道變淡，此
時，廚師通常會再加入更多的醬油、
烏醋等調味料，間接造成鈉含量超標。

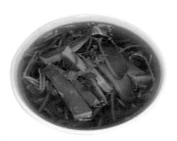

五、火鍋及火鍋料類

至於大家愛吃的火鍋，可分成兩部分來看。第一部
分是火鍋湯底，這是火鍋鈉含量的最主要來源。新營養
食代團隊實地採樣、檢測 23 家的火鍋店湯底，製成鈉含
量的比較表（見第 62 頁圖表 2-9）。

大家可以看到，在這 13 種樣本中，排名前七名的湯
底，每 100 毫升就有 200 毫克以上的鈉含量，若以平均 1
碗八分滿（約 200 毫升）計算，光是喝 2 碗清湯，便攝
取了至少 800 毫克的鈉。

此外，當火鍋經過久煮、水分蒸散後，剩餘的湯底
更可說是鈉的「濃縮精華」，要是全喝下去可不得了。
因此建議各位若要喝湯，最好是在剛開始吃火鍋時就先
喝一碗，不但可增加飽足感，吃到的鈉也相對比較少。

第二部分是火鍋料，可分為凍豆腐、炸豆皮等加工
物，以及南瓜、香菇等原態食物。加工物在製造過程

圖表 2-9 各種火鍋湯底鈉含量比較表

鈉含量排名	湯底種類	每 100 毫升鈉含量	採樣店家數（家）
1	蒙古鍋湯底	337 毫克	3
2	壽喜鍋湯底	335 毫克	1
3	麻辣鍋湯底	272 毫克	4
4	薑母鴨鍋湯底	280 毫克	1
5	酸白菜鍋湯底	250 毫克	1
6	羊肉爐鍋湯底	220 毫克	1
7	起司鍋湯底	200 毫克	1
8	原味高湯鍋湯底	166 毫克	7
9	雞湯鍋湯底	150 毫克	1
10	咖哩／泡菜／番茄／南瓜鍋湯底	120 至 140 毫克	3

*表格來源：新營養食代團隊。

中，大都會以各種食品添加物來改善口感與質地，但大部分的添加物鈉含量都偏高，這也是為什麼，多數營養師會建議多吃原態食物，少吃加工食品。

然而，不論加工物或原態食物，在鍋中煮過之後，其「吸鈉量」都相當驚人。新營養食代團隊實地採樣了 59 家火鍋店，比較各類食材，在烹煮前後的鈉含量變化（見下頁圖表 2-10）。

圖表 2-10 吸鈉食材排行榜

吸鈉量排名	常見食材	每 100 公克鈉含量（毫克）		吸鈉倍數（煮後／煮前）	採樣店家數（家）
		煮前	煮後		
1	南瓜	1	90.4	60～200	3
2	蒲瓜	0.64	95		1
3	絲瓜	0.3	34.8		2
4	香菇	1.4	118.5	50～85	2
5	金針菇	2.4	125.9		5
6	杏鮑菇	1.5	105.3		3

（續下頁）

吸鈉量排名	常見食材	每 100 公克鈉含量（毫克）		吸鈉倍數（煮後／煮前）	採樣店家數（家）
		煮前	煮後		
7	炸豆皮	1.2	93.3	75	6
8	冬粉	9.7	144	14	3
9	高麗菜	12.1	119.8	9.9	9
10	凍豆腐	8.4	61.1	7.2	5
11	大陸妹	25.4	69.1	2.7	5
12	豬肉片	36.5	52.3	1.4	5

（續下頁）

吸鈉量排名	常見食材	每100公克鈉含量（毫克）		吸鈉倍數（煮後／煮前）	採樣店家數（家）
		煮前	煮後		
13	蝦	150	111.8	0.7	2
14	羊肉片	75	47	0.6	2
15	蛤蜊	446.4	34.4	0.08	6

*製表：新營養食代團隊。

* 煮前鈉含量：直接檢測生食材或參考衛福部資料庫。
* 煮後鈉含量：不同店家所提供的高湯湯底，於湯煮滾後將食材放入鍋中，15分鐘後撈起的檢測值。

　　包辦前三名的食材為瓜類，依序是南瓜、蒲瓜、絲瓜，吸鈉倍數約在60倍至200倍不等。而菇類、炸豆皮的吸鈉量也不容小覷，大約在50倍至85倍之間。為此，我們歸納出了結論，**吃火鍋時，瓜類、炸豆皮以及菇類的食材，最好煮熟後馬上吃，若是烹煮超過30分鐘，建議直接將之視為添味湯底，勿再食用為佳。**

六、速食及麵包、糕點類

速食及麵包、糕點裡的鈉常被大家忽略，由於製作麵包、糕點等一定會添加發酵粉，發酵粉的主要成分為小蘇打，其正式名稱是碳酸氫鈉，所以只要是麵包、糕點（不論甜或鹹）都含有鈉；速食更因為多用重組肉（漢堡肉、雞塊等），同樣也會在加工過程中，加入含有高鈉的食品添加物。

自 2015 年 7 月 1 日起，衛福部將成人一天鈉建議攝取量，從 2,400 毫克下修至 2,000 毫克，換算下來，**每人每天只能吃 5 公克的鹽，一餐的鈉攝取量更不得超過 700 毫克**。別小看每天這一小匙，若是過量攝取，長期下來就可能造成高血壓。光是吃正餐就已很難計算自己吃下多少鹽，更何況是隱藏在加工製品裡的鈉呢？

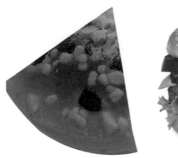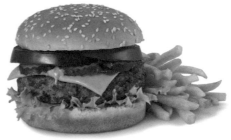

▲麵包、糕點、速食因含鈉量高，建議少吃。

　　為此，我建議大家用外包裝上的營養標示，或聰明選購外食（詳見第四章），吃飯前注意停、看、聽，便能有效控制鈉攝取量。此外，更要少吃上述六大高鈉地雷食物，以降低高血壓的發生率。

日常生活的減鈉小技巧

　　鈉在日常生活中無所不在，一不小心就會攝取過量。光是看到前面介紹的火鍋鈉含量檢測表，應該有不少讀者已經驚呆了吧？實際上，鈉是維持人體健康不可或缺的礦物質，只要妥善管理每日的鈉攝取量，就不必太過擔心。以下提供一些日常生活的減鈉小技巧。

　　前文介紹的六大類高鈉食物並不是禁止食用，而是要酌量食用。罐頭醬菜、油麵、麵線，以及燴飯、羹飯類，建議每週食用 1 次至 2 次為限，調味料則能免則免，速食等重組肉品則不建議食用。

　　在家吃火鍋時，請把琳瑯滿目的火鍋料放回冷凍庫，專心品嚐新鮮肉片及蔬菜的美味即可，至於湯底淺嚐就好，切勿狂飲。

　　到賣場選購麵包、糕點、餅乾等食物時需多留心，仔

細閱讀包裝上標示的含鈉量，盡量挑選含量較低的品項，別以為每樣食物少吃點鈉沒什麼幫助，聚沙成塔之下也能大幅減少鈉的攝取。

烹調料理時，建議使用低鈉鹽，或直接以食材的自然風味取代調味料，例如洋蔥、番茄、鳳梨、檸檬、海帶、香菜、九層塔等；另外，也可以將中藥材或辛香料入菜，可有效降低精製鹽的使用量。

除了從飲食中降低鈉的攝取以外，也別忘了每天至少喝到 2,000 毫升的飲用水，有助於排除體內過多的鈉。

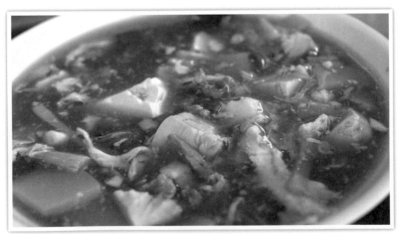

▲燴飯、羹飯、麵線類食物，建議一週吃 1 次至 2 次為限。

為減肥拒吃澱粉？
大錯特錯

不論是新食記運動上的減重客戶，或是在外演講時遇到的民眾，我發現大部分的人都覺得，吃澱粉容易變胖，因此，我最常聽到的提問是： 我正在減重，打算從拒吃澱粉開始，這樣可以嗎？

身為營養師，我面對這樣偏頗又錯誤的觀念早已不足為奇，但謠言必須止於智者。我可以大聲告訴各位：**靠拒吃澱粉減重，絕對是錯誤做法**，希望大家能培養正確的飲食觀念。

澱粉吃太少更容易胖

現代醫界的顯學是「預防醫學」，將人體所需的各項營養融入日常生活、維持健康的體魄，而非等生病了再來

治療。換句話說，平時的營養攝取，遠比患病時的救治來得重要許多。

前面已經提過，人體重要的三大營養素，分別是醣類、蛋白質和脂肪，三者在維持身體的正常機能與新陳代謝上，扮演著重要角色，缺一不可。

其中的澱粉是一種組成複雜的碳水化合物，身體內所有的細胞（尤其是腦細胞）都需要澱粉分解出的葡萄糖，作為能量來源。簡單來說，**澱粉並不是身體的敵人，而是提供動力來源的營養銀行。**

若飲食中的澱粉過少，會造成體內醣類不足，身體所需的熱量也會跟著下降，於是，作為人

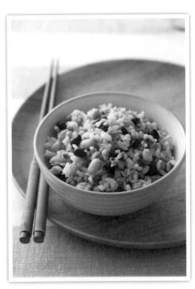

▲澱粉攝取不足，反而會讓肌肉量流失，導致基礎代謝率下降，使人陷入復胖地獄。

體最大動能來源（但存量最少）——肝醣便會減少。為了維持身體正常運作，肌肉內的蛋白質與脂肪組織裡的脂質，便會取代醣類成為能量來源，逐漸消耗分解。

在這樣的情況下，**雖然脂肪量下降了，但肌肉量也會跟著流失**，導致基礎代謝率降低，使人落入「變瘦→變胖→變瘦→變胖」的復胖煉獄，反而有礙減重。

多吃含高纖維的醣，少吃食品和飲料的糖

大部分想減重的人，都是以增肌減脂為目標，也就是藉由增加身體的肌肉量、以減少脂肪量。運動過後需要攝取醣類來修復組織，以促進肌肉生成。因此，在減重過程中，比較理想的做法是選擇好的醣類來源，例如多吃**全穀類、根莖類等具高纖維成分的碳水化合物**。

至於不好的醣類，則是指**具游離糖形式的碳水化合物**，例如食品和飲料中添加的糖，以及水果中的果糖。上述的醣類要少吃，以避免增加體重。

理想情況下，飲食中的所有澱粉，都應該自新鮮農產品中攝取，全穀根莖類就是其中一項，可以進一步細分成兩類：一類為全穀類，包含穀類的麩皮、胚芽和胚乳三大部分，例如糙米、紫米、燕麥等；另一類為根莖類，包含馬鈴薯、地瓜、芋頭等，只要控制好食物攝取量，這兩類都是很好的醣類來源。

民以食為天，臺灣人傳統就是以米食為主，因此，以下就用糙米、胚芽米與白米為例（見下方圖表 2-11），比較三者的精製程度、加工方式與營養價值及 GI 值等（Glycemic Index，即升糖指數，詳見第 91 頁）。

圖表 2-11 糙米、胚芽米與白米的比較

食物名稱	加工（精製）程度	加工方式與營養成分	營養價值	GI 值
糙米 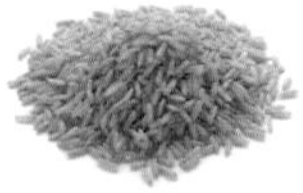	低	**米糠層**：稻殼只經脫殼加工，即為糙米。含有蛋白質、脂質、膳食纖維、維生素 B 群、維生素 E、礦物質，營養最豐富。	高	低
胚芽米 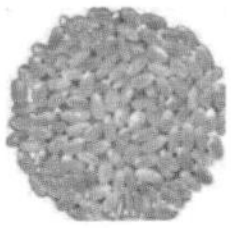		**胚芽**：糙米輾去米糠層留下胚芽，即為胚芽米。含蛋白質、脂肪、膳食纖維、維生素 E 等營養。		
白米（胚乳） 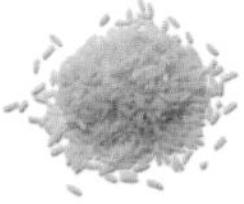	高	**胚乳**：胚芽米再除去胚芽，即為胚乳。米粒中的營養幾乎皆為澱粉。	低	高

糙米、胚芽米與白米三者的區別，主要是加工（精製）程度的差別，精製度越高的米，營養價值會隨著高度加工而流失。

因此一般營養師會建議民眾多吃糙米，一開始若吃不習慣，可將屬於**粗食（指未精製且保留原始營養成分的食物）**的糙米，與經過精製加工的白米，以 1：1 的比例混和食用，除了營養價值遠比單純食用白米高，還可增加膳食纖維、維生素 B 群、維生素 E 等營養素的攝取。

日常生活中，也充斥著醣類分子相對較小的精製澱粉，通常隱藏在甜食、飲料或小吃中，包含麵包、蛋糕、糕點、餅乾、碳酸飲料、麵條、麵線羹等。這類食品腸道好消化、好吸收，但提供的營養素相對較低，且容易造成增重、增脂或三高風險，也應盡量避免。

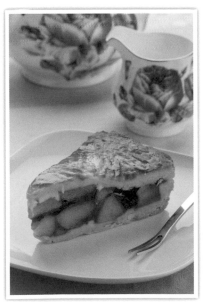

▲精製澱粉吃下肚後雖然能撫慰大腦，但無法填飽肚子。

精製澱粉只會「假飽」，徒增熱量沒營養

既然談到精製澱粉，大家不妨回想一下，吃完上述精製食物後，你感受到的飽，究竟是生理上實實在在的「真飽」，還是心理上安慰滿足的「假飽」？精製澱粉又要如何區分呢？

有些時候才吃一點食物就飽了，絕不是食量突然變小的關係，很可能是因為你吃到了**熱量密度較高或高脂肪食物**，這樣的食物通常體積小、含有精製澱粉，食物的精製度越高，就越容易被身體消化吸收，因此大腦中樞神經便會產生飽足感。

國外研究發現，青少年每天攝取熱量 1,600 大卡至 2,400 大卡，但有近一半的熱量來自休閒食品（甜點、糖果、洋芋片等）。場景換到臺灣也一樣，逛夜市時買了一包地瓜球，一口接一口、越吃越唰嘴，不知不覺就吃個精光，但地瓜球是高熱量、低營養素的精製食物，儘管心理上很滿足，肚子卻不怎麼飽足。

實際上，如果把炸地瓜球換成一般的蒸地瓜，營養價值便大不相同。地瓜的熱量除了比地瓜球低許多，還可以提供扎實的飽足感與膳食纖維。由此看來，了解食物的營

養成分、吃對分量，將大大影響我們每日攝取的熱量、飽
足感以及體重變化。

多吃糙米、地瓜等粗食，少碰白米飯

現代人的口味大都比較重鹹，且愛吃美味、顏色漂亮
的精製食物，相較之下，外觀樸實、口感較差的粗食則較
無人青睞。

身為營養師，我希望大家可以減少攝取過度加工的食
品，儘量多吃看得出原本樣貌（素顏）的原態食物，舉例
來說，若有豬肉可吃就別吃香腸；可以吃水果就別喝濃縮
果汁。

不論你吃的澱粉是來自全穀根莖類還是精製澱粉，這
些作為主要糧食來源，且能填飽肚子、提供身體運作所需
之能量的食物，一般統稱為主食類。

美國農業部（USDA）及衛生公共服務部，近期已根
據 2013 年的美國人飲食習慣，修正並公布最新版的 2015
年至 2020 年《飲食指南》（*Dietary Guidelines*）。該指
南建議民眾將全穀根莖類的攝取量，提高至每日主食類的
二分之一，同時降低精製澱粉（米食與麵食、糕點）等的

食用量，改以複合性碳水化合物（指全穀類食物、非澱粉類蔬菜〔見第 78 頁，圖表 2-12〕、低 GI 值水果〔如蘋果、香蕉、奇異果等〕）代替。

因此，各位在選擇澱粉類主食時，應著重於除了能提供身體能量外，最好還能同時吃進膳食纖維、維生素、礦物質、植化素。例如以糙米、地瓜等代替白米飯，如此一來，便能符合營養師建議的「聰明選、輕鬆吃」原則。

健康知識補給站

- 植化素（**Phytochemicals**）：又稱植物化合物，人體無法自行製造，必須從各種天然食物中獲取，例如番茄的茄紅素、大蒜的蒜精、藍莓的花青素等，具有抗氧化、防止血栓、降低膽固醇等不同的功效。

有些蔬菜其實是澱粉，別誤食！

衛福部將食物分為六大類，其中包含主食類及蔬菜類。每份主食類的熱量為 70 大卡、醣類含量為 15 公克、蛋白質含量為 2 公克，主食類食物主要提供身體能量，因此含醣量及熱量會較高。

每份蔬菜類熱量為 25 大卡，醣類含量僅 5 公克、蛋白質含量為 1 公克，蔬菜類主要提供膳食纖維，所以含醣量與熱量較低。

兩相比較下，主食類的熱量及醣類，都比蔬菜類多了約 3 倍。換句話說，不論你是想減重、解決便祕問題或控制三高，多吃蔬菜以抑制熱量及醣類攝取，會是比較理想的做法。

蔬菜的熱量不僅是六大類食物中最低，還具有飽足感、可協助排便順暢。然而根據統計，目前臺灣民眾平均 1 日只吃 15 公克的纖維質，遠不及衛福部建議的 25 公克至 30 公克。身為營養師，我自然會建議要多吃蔬菜，但各位知道嗎？**有些蔬菜披著蔬菜的外皮，其實內在富含澱粉，這類富含高澱粉的蔬菜，通常稱為「澱粉類蔬菜」**（見第 78 頁圖表 2-12）。

澱粉類蔬菜的熱量及醣類都很高，其中芋頭的熱量，將近是一般主食類平均值的 1.7 倍；地瓜的醣類，甚至高達 1.8 倍。然而，一般人卻很少意識到此事，有不少人誤以為玉米、南瓜、馬鈴薯、芋頭等蔬菜的熱量偏低，毫無戒心的搭配飯和麵一起食用，也有的人愛把菱角、地瓜當點心，不知不覺間吃下大量的熱量及醣類，導致身材走樣，甚至影響血糖的穩定。

圖表 2-12 生活中常見的澱粉類蔬菜

食材	重量（公克）	熱量（大卡）	醣類（公克）	蛋白質（公克）	脂質（公克）
芋頭	100	117.3	24.5	2.1	1.0
玉米（白玉米、紫玉米、甜玉米）	100	115.6	21.4	3.9	1.4
地瓜（紅肉、紫肉、黃肉）	100	114.9	26.3	1.4	0.2
菱角	100	108.8	23.5	3.1	0.3
山藥	100	87.1	18.2	2.9	0.1

食材	重量（公克）	熱量（大卡）	醣類（公克）	蛋白質（公克）	脂質（公克）
牛蒡	100	84.5	19.2	2.5	0.4
馬鈴薯	100	76.9	15.8	2.6	0.2
蓮藕	100	70.8	14.8	2.2	0.2
南瓜	100	70.3	16.2	2.0	0.2
一般主食類平均值	100	70	15	2	-
一般蔬菜類平均值	100	25	5	1	-

*製表：新營養食代鄭師嘉營養師。

身為營養師，我建議大家一天至少要吃 3 份青菜（也就是 3 小盤的青菜量），**如果同一餐內吃了澱粉類蔬菜，主食類就需要減少分量**，例如只吃半碗飯或麵，不過每個人的營養需求都不同，詳細的飲食調整方式，還是得請教專業的營養師。

此外，澱粉類蔬菜的含醣量較高，容易影響糖尿病的血糖控制，因此病患更要注意，是否在無意間吃下了澱粉類蔬菜。

神級瘦身好物──抗性澱粉

許多減重者都有一種迷思，覺得只要吃澱粉就會變胖，其實不然。澱粉（碳水化合物）是人體主要的能量來源，減重時若**完全不攝取澱粉，將導致營養不均衡**，體內能量不足，很容易產生隱性飢餓，造成代謝異常、免疫力下降，這樣的人在日常活動常覺得累，或久病不癒。

另外，充分攝取澱粉，可節省體內蛋白質，維持肌肉量。前文提過，不吃澱粉會造成血糖下降，促使人體改為分解蛋白質，並利用蛋白質的胺基酸來合成葡萄糖，但胺基酸反應過後生成的含氮廢物，必須由腎臟代謝，因此若

是長期以蛋白質取代澱粉，將造成腎臟過度負擔。為避免
上述情形，減重者必須適當攝取澱粉，其中又以抗性澱粉
最佳。

　　抗性澱粉就像澱粉界中的膳食纖維，不僅可延緩胃部
排空的時間、使血糖緩慢上升，還可增加飽足感、抑制脂
肪堆積。抗性澱粉每公克僅 2.8 大卡，比一般澱粉 4 大卡
熱量還低；不但易被大腸發酵利用，且難被小腸消化、吸
收（「抗性」之名即由此而來）。

　　一般澱粉大都在 100 分鐘內，就會被身體消化吸收，
但抗性澱粉即使經過 120 分鐘，也無法消化，可說是減重
者的好朋友。

　　基本上，抗性澱粉可分為四類：

　　第一類：因物理阻隔（如外殼、表皮）而無法被澱粉
酶（Amylase）分解的澱粉，如未經加工的種子、豆類（豌

健康知識補給站

- 隱性飢餓：指人體因營養失衡或缺乏特定維生素及礦
  物質，同時又過度攝入其他營養成分，因而產生隱蔽性
  營養需求的飢餓。

豆、蠶豆、毛豆）、全穀類（小米、紫米、燕麥）等。

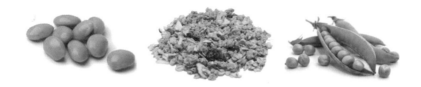

第二類：顆粒型態排列緊密、在成熟或烹調之前皆難以被消化酶分解之澱粉，如生的根莖類（馬鈴薯、山藥、芋頭）、未成熟的香蕉等。

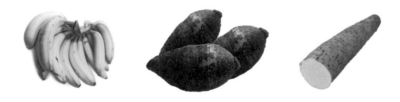

第三類：經烹調冷卻後產生的老化澱粉，如**隔夜飯**、**壽司、冷麵**。

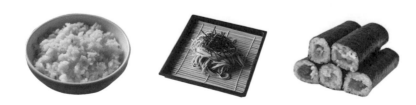

第四類：指經化學加工後，純化為粉末的抗性澱粉，其種類繁多（但已非天然食物），可抵抗澱粉酶的水解作用，例如優格、乳飲品或餅乾、麵包等市售產品內的食品添加物。

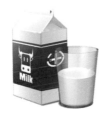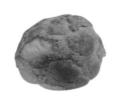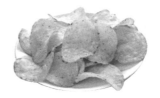

以下再列舉三種常見又容易取得的抗性澱粉食物：

● 義大利麵

義大利麵由硬質小麥粗粒麵粉製成，結構比一般麵條來得扎實，GI 值為 60，屬中 GI 值食物（更多 GI 值內容見第 92 頁），消化、吸收速度較慢、可增加飽足感。將義大利麵煮熟後浸泡冰水或靜置冷卻，麵條經由溫度改變，澱粉結構會老化，形成第三類抗性澱粉（老化澱粉）。下次各位如果煮了太多義大利

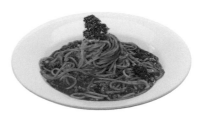

▲義大利麵屬中 GI 值食物，消化、吸收速度較慢、可增加飽足感。

麵一餐吃不完，可先冷藏起來，下一餐再復熱食用，抗性澱粉的含量會更高。

● 隔夜飯

　　大家平常吃飯時有沒有注意過，剛上桌時熱騰騰又Q彈的白米飯，靜置一段時間之後，就會逐漸變冷、失去黏性，這就是白米澱粉的老化現象。米飯中的水分約占 60％ 至 65％，大約放置半天就會老化，變得乾乾散散、粒粒分明。

　　此外，相關食物學的研究發現，米飯存在的溫度越低、老化的速度就越快，因此今天沒吃完的飯放到冰箱冷藏（冷凍保存效果更佳），很快就會變得又乾又硬，成為抗性澱粉中第三類的老化澱粉，對於減重有很大的幫助。

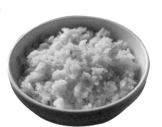

▲米飯存在的溫度越低、老化的速度就越快，成為抗性澱粉中第三類的老化澱粉，對於減重很有幫助。

● 地瓜

　　根莖類的地瓜屬第三類抗性澱粉，但不同的烹調方式，會影響其中的抗性澱粉含量。例如一份 60 公克的蒸地瓜，含有約 1.4 公克的抗性澱粉；一旦經過冷藏後，抗

性澱粉可增加至 3.4 公克，成為第三類經烹調後冷卻的老化澱粉，與隔夜飯有異曲同工之妙。

減重過程中，不妨將上述三種抗性澱粉加入飲食計畫，不但可增加飲食變化，還能越吃越健康。

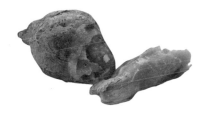

◀一份 60 公克的蒸地瓜，含有約 1.4 公克的抗性澱粉；一旦經過冷藏後，抗性澱粉可增加至 3.4 公克。

吃義大利麵的健康撇步：多吃清炒，少吃青醬

外食族若是至餐廳點一份義大利麵，麵量大都會到達衛福部建議每日主食類的 5 份至 6 份，若再搭配濃湯、生菜沙拉、麵包、飯後甜點與飲料等副食配成套餐，一餐下來熱量往往破表。以下針對初級進階減重者提出建議：

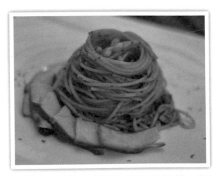

▲義大利麵可搭配豆類蛋白質一起吃，也可選雞肉或海鮮口味（兩者都含高生物價蛋白質），醬料挑紅醬或清炒，對於減重較有幫助。

● 初級減重者：

　　建議單點就好，若想吃套餐，可以選食物種類最少的款式（例如主餐＋生菜沙拉）。

● 進階減重者：

　　若是兩個人一起吃，可以合點一份套餐。如果將濃湯換清湯，熱量較低；生菜沙拉的淋醬中，和風醬的熱量最低；麵包選擇五穀雜糧類為佳，且盡量不要抹醬。

　　飯後甜點挑茶凍、咖啡凍也比蛋糕來得好，並以無糖飲料最佳。

　　特別要注意的是醬汁，義大利麵雖然是抗性澱粉，但醬汁的熱量往往相當驚人。常見義大利麵淋醬的熱量比較如下：

圖表 2-13 義大利麵醬汁熱量比較

紅醬的熱量約清炒的 2.5 倍。

青醬　＞　白醬　＞　紅醬　＞　清炒

青醬熱量約清炒的 4.2 倍。

白醬熱量約清炒的 3.5 倍。

由於**青醬**通常以白醬為基底，再加入橄欖油以及九層塔攪拌而成，因此**熱量與油脂最高**。

此外，義大利麵若搭配豆類蛋白質一起吃更營養，可提供足夠的胺基酸、膳食纖維和抗性澱粉。不過市面上的義大利麵較少使用豆類食材，建議改點雞肉或海鮮口味代替（兩者都含高生物價蛋白質），搭配熱量相對較低的紅醬或清炒，對於減重較有幫助。

低 GI 值飲食，瘦得健康又不挨餓

自 2009 年以來，減糖風潮自美國席捲而來，加上近年來食安事件頻傳，民眾越來越關心每日飲食是否安全，逐漸趨向於選擇最原始、無添加、純天然的食材，各種崇尚「原態飲食」的生活方式已蔚為風潮。

到底食材該怎麼選才健康？關鍵在於 **GI 值**（升糖指數），以下將帶大家進入低 GI 值的飲食世界。

依據衛福部國民健康署 2007 年在臺灣高血壓、高血糖、高血脂之追蹤調查研究顯示，20 歲以上國人的代謝症候群（按：指血壓、血糖偏高以及血脂異常等，容易導致心血管疾病的危險因子的總稱）盛行率為 19.7%（其中

男性占 20.3％；女性占 19.3％），且隨年齡上升有增加的趨勢。

又根據衛福部統計顯示，由代謝症候群衍生出的腦血管疾病、心臟病、糖尿病、高血壓等慢性疾病，幾乎年居臺灣十大死因榜，儼然已成為臺灣及世界的新興重要公共衛生議題。各位若想知道，自己是否也有罹患代謝症候群的風險，可至大醫院檢查，或者可以簡單的自我檢測。在下方圖表的五項危險因子中，若包含三項或以上者，即可判定為代謝症候群。

圖表 2-14 代謝症候群自評表

1. **腹部肥胖**：腰圍：男性 ≥ 90 cm、女性 ≥ 80 cm。
2. **高血壓**：收縮血壓（SBP）≥ 130 mmHg／舒張血壓（DBP）≥ 85 mmHg。
3. **高血糖**：空腹血糖值（FG）≥ 100 mg／dl。
4. **高密度酯蛋白膽固醇**（HDL-C）：男性＜40 mg／dl、女性＜50 mg／dl。
5. **高三酸甘油酯**（TG）≥ 150 mg／dl。

　　上述危險因子中，包括血壓（BP）、空腹血糖值（FG）等兩種危險因子的判定，包括依醫師處方使用降血壓或降血糖等藥品（中、草藥除外），導致血壓或血糖檢驗值正常者。

研究指出，適當的碳水化合物飲食，搭配選擇低 GI 值的食物，可降低體重、調節飽足感、發炎反應以及其他代謝症候群危險因子。

GI 值是什麼？影響血糖上升快慢的指標

「低 GI 減肥法」已經流行好一陣子，但可能有些人還不知道，何謂 GI 值。所謂 GI 值是吃了某種食物後，影響血糖上升速度快慢的指標數據。測試方法為，以受試者食用 50 公克葡萄糖後，兩小時內的血糖增加值為基準（GI＝100）；之後再讓受試者，食用其他種類的食物（同樣是 50 公克、測驗兩小時內的血糖增加值），得到的指數即為該食物的 GI 值。

現有證據指出，依據醣類結構組成的不同，個體的血糖反應亦有所不同。GI 值可大略分為三種區間（見下頁圖表 2-15）：低 GI 值（≤55）、中 GI 值（56 至 69）、高 GI 值（≥70）。

過去 GI 值觀念尚未普遍時，很多人都錯把馬鈴薯等澱粉類，當作白米飯的替代食物。但如果以 GI 值比較，馬鈴薯的 GI 值高達 90，是地瓜（GI 值 55）的 1.6 倍。相較之下，**若不想吃白米飯（GI 值 84），改吃地瓜會是比較理想的選擇。**

圖表 2-15 GI 值的三種區間及常見食物

區間	常見食物（GI 值）					
低GI值（≦55）	黑咖啡（16）	花椰菜（25）	鮪魚（40）	豬肉（45）	雞肉（45）	地瓜（55）
中GI值（56〜69）	芒果（56）	芋頭（64）	麥片（64）	義大利麵（65）	鳳梨（65）	麵線（68）
高GI值（≧70）	玉米（70）	紅蘿蔔（80）	白米飯（84）	馬鈴薯（90）	吐司（91）	巧克力（91）

　　臨床研究還發現，不同種類的米食，所造成的血糖波動也不一樣。例如糯米的 GI 值（98）就比糙米（56）來得高。另一方面，烹調的方式也會影響 GI 值的變化，例如，白米飯炒過之後會使澱粉老化，腸道排空慢，因此炒飯的 GI 值（約介於 75 左右）比白米飯來得低。

但炒飯的熱量可能比白米飯高出一倍之多，因此**低 GI 值的食物不代表低熱量**，不能因為某些食物的 GI 值較低，就放肆大吃。例如鮮奶油的 GI 值只有 39，但如果把鮮奶油照三餐吃，各位應該可以想像會有何種後果，此點要特別注意。

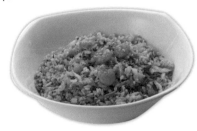

▲白米飯炒過後能使澱粉老化，因此炒飯 GI 值較白米飯低，但熱量卻增加一倍。

增加飽足感、調控血糖、改善青春痘

低 GI 食物營養價值高，可歸納為下列五大優點：

1. 增加飽足感：高 GI 值的食物容易使血糖快速上升又下降，容易產生飢餓感；反之，低 GI 值的食物可降低胃排空速率，達到減重成效。

2. 調控血糖：低 GI 值的食物可降低小腸吸收葡萄糖的速度、減緩胰島素反應、降低胰島素阻抗，穩定體內血糖、降低心血管疾病風險。

3. 促進排便順暢：低 GI 食物通常富含纖維質，當食物纖維抵達大腸時，會被腸內細菌利用，並於腸道內發酵、刺激蠕動，同時產生短鏈脂肪酸，可供給大腸表面的黏膜細胞作為能量使用，有助於增進腸黏膜細胞的代謝，維持腸內健康。

4. 平衡情緒：血糖濃度的變化若是太過頻繁，將影響人的情緒與生活品質，多吃低 GI 值的食物，血糖比較不會大起大落。

5. 改善青春痘症狀：低 GI 食物可降低體內發炎情形（例如 IL-8，白血球介素），因而可有效改善青春痘等發炎症狀，以及改善代謝症候群等相關指標。

低 GI 值食物怎麼選？

接下來要向大家介紹選擇低 GI 值食物的方式，日後用餐就不怕誤踩地雷。

● **纖維含量越高越好**

纖維含量越高的食物，其 GI 值相對較低。例如：含豐富膳食纖維的糙米，有助減緩澱粉的分解和吸收，GI 值也比白米飯來得低。因此在主食類的選擇上，建議以糙米替代白米。

● 含糖量越少越好

含糖量高的食物容易使血糖急速上升，進而刺激大量胰島素分泌，促使體脂肪形成。因此含糖飲料及甜食，盡量少碰為妙。

● 少碰精製加工食品

原態食物 GI 值通常會比加工製品低上許多。例如同樣是肉類，蛋白質含量較高、較天然的豬肉，就比經過多重加工、精製度高的肉鬆來得好。

● 多吃口感扎實、得多咀嚼幾次的食物

咀嚼較扎實的食物，一般較富有嚼勁，消化速度慢，也較有飽足感。例如義大利麵就比傳統油麵條來得好。

● 糊化程度越低越好

澱粉糊化的程度越高，GI 值就越高。以稀飯和白米飯為例，前者的糊化程度較後者來得高，容易被腸胃吸收、消化，這也是大家吃完粥後，較快感到飢餓的原因。

● 多吃脂肪、蛋白質含量高的食物

牛奶、起司、堅果等食物，其脂質及蛋白質含量都較高，醣類相對較低，屬低 GI 食物，但這類食品的熱量通常都很高，仍須斟酌食用（低 GI 值並不等於低熱量）。

外食族的低 **GI** 值飲食建議

　　臺灣有不少人是外食族，即使三餐老是在外，只要記住四個原則，也能實踐低 GI 飲食，吃得飽足又健康。

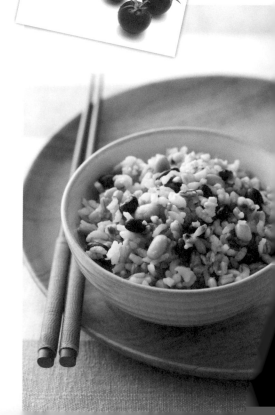

　　1. 多吃各色各類蔬菜：大部分的蔬菜屬於低 GI 值食物。用餐時先從青菜開始，不但可增加飽足感，有助於減少主食類食物的攝取量；吃澱粉類食物時若搭配蔬菜，也可降低整體的 GI 值。

　　2. 以糙米或五穀米替代白米飯：將白米換成糙米，可避免血糖急劇上升，同時也能攝取到更多的維生素和礦物質。

　　3. 用水果替代甜食：蘋果、奇異果、柳橙等水果的

GI 值都較低，且含有豐富的維生素，自然比精製加工的甜食來得健康。

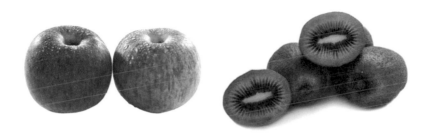

4. 以大豆食品取代肉類：大豆製品（例如豆腐、豆干等）富含優良植物性蛋白質，同時纖維質較多、油脂較少，**偶爾以大豆製品取代魚、肉的動物性蛋白質，對體重、血脂控制很有幫助。**

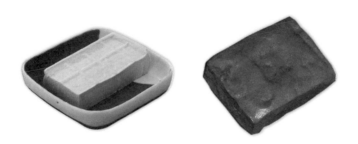

要瘦不要乾癟，
吃對油

　　首先，我們先來檢視油脂對於人體的重要性。為什麼營養師常說**「無油減重法」**（日常飲食完全拒吃含有油脂或以油脂烹調的食物）**是錯誤的減肥方式**？因為減重時一定得攝取足夠的油脂，才能維持身體正常運作。以下列舉油脂的重要功能：

● **身體最重要的熱量來源**

　　人體在休息和輕度活動時，肌肉所需的能量主要來自飲食或身體儲存的脂肪，每吃下 1 公克的油脂，可生成 9 大卡的熱量，與每公克僅能生成 4 大卡熱量的蛋白質與醣類相比，油脂是相當經濟實惠的能量來源。

● **儲存能量、提供戰備存糧**

　　當我們從食物攝取的熱量大於消耗值時，這些多餘的

熱量便會以脂肪的形式儲存在體內，以備不時之需。在原始時代，人體這種儲存能量的能力相當難能可貴，可幫助老祖宗度過食物來源銳減的寒冬。然而現代人衣食無缺，食物取得越來越方便，當體內儲存過多脂肪，就會造成肥胖問題。

讀到這裡，大家或許想問，為什麼人體非得把熱量轉變為脂肪，而不是蛋白質或醣類呢？這是因為，若以同樣的熱量而言，脂肪所占的體積和重量最小，對身體重量負擔相對較低。簡單來說，把多餘的熱量轉變為脂肪，對身體而言的 CP 值最高。

● 提供身體不可或缺的必需脂肪酸

人體其實可以自行合成脂肪酸，但有兩種脂肪酸人體無法合成，分別是亞麻油酸（Linoleic acid）以及次亞麻油酸（Linolenic acid），必須從飲食中才可獲得。而這兩種脂肪酸是脂蛋白、磷脂質、細胞膜的構成分子，缺乏時會導致體內脂肪代謝異常、細胞受損、皮膚乾燥等症狀。

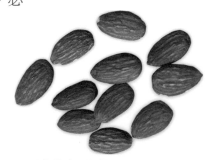

▲ 減重時更要攝取足夠的油，才能維持身體正常運作。

● 完美的內臟避震器與隔熱層

　　大家知道嗎？如果體內沒有脂肪組織，就算只是跑步都有可能造成生命危險！脂肪組織具有彈性，可當作內臟之間的「避震器」，避免臟器因身體劇烈的震動而互相碰撞、造成破裂損傷。此外，人類是恆溫動物，體溫必須維持在攝氏 36 度至 37 度，而皮下脂肪可以減少體溫散失，避免失溫導致休克。

● 脂溶性維生素的計程車

　　維生素可分為水溶性及脂溶性兩種，其中脂溶性維生素（A、D、E、K 等）必須先與脂肪作用後才能在血液中運輸，並被人體吸收。因此，大家在吃含有脂溶性維生素的食物時，必須搭配適當的油脂才會有效。例如富含維生素 A 的胡蘿蔔，最好的料理方式是切絲後以油鍋拌炒，如此一來便能獲得完整的營養。

● 提供飽足感

　　所謂飽足感，是大腦在多種賀爾蒙與神經的調控下生成的感受。與飽足感相關的賀爾蒙多由胃腸道分泌（例如膽囊收縮素〔CCK〕、酪酪肽〔PYY〕、神經肽〔NPY〕等），而油脂在胃腸道的排空速度最為緩慢（停留的時間最久），如此一來，便能持續刺激胃腸道分泌可產生飽足感的賀爾蒙，使「吃飽」的感覺維持久一

點。不過目前也有研究指出，高蛋白飲食同樣具有增加飽足感的效果，此部分後續章節會再詳述。

三種脂肪酸，教你正確吃油

了解油脂在人體內扮演的角色後，接著要從化學的角度介紹油脂的種類。油脂的正式化學名稱為「三酸甘油脂」，以分子結構來說，油脂是由一個甘油（Glycerol）加上三個游離脂肪酸（Free Fatty Acid）組成。可依其化學組成的分子結構，分成飽和脂肪酸（Saturated Fatty Acid，簡稱 SFA）、單元不飽和脂肪酸，以及多元不飽和脂肪酸（Polyunsaturated Fatty Acid，簡稱 PUFA）三種，對身體的影響各不相同。

● 飽和脂肪酸

飽和脂肪酸在室溫下為固態，其分子排列呈現直條狀，容易在血管中沉澱並堆積，造成動脈的油脂阻塞。目前已有許多研究指出，飽和脂肪酸若攝取過多，容易罹患心血管方面的疾病，像是動脈粥狀硬化、血管壁硬化、心臟病等。

不過，根據最新研究顯示，**飲食中的飽和脂肪酸並非造成心血管疾病的最直接原因，而是反式脂肪酸**（見第107 頁）。

▲鋸齒狀表碳鍊。飽和脂肪酸中，與碳原子結合的氫原子達到最大值。

● 單元不飽和脂肪酸

　　單元不飽和脂肪酸在室溫下為液態，分子排列方式較為曲折，不易堆積、沉澱於血管壁內，可隨著血液運行至肝臟進行代謝，已有不少研究指出，攝取較多的單元不飽和性脂肪酸，可降低中風的風險。

▲單元不飽和脂肪酸，分子中只有一個雙鍵，其餘皆為單鍵。

● 多元不飽和脂肪酸

　　多元不飽和脂肪酸在室溫下亦為液態，分子排列比單元脂肪酸更不規律，也因此更不容易堆積於血管壁上，甚至具有帶動其他脂肪在血液中流動的特性，可協助維護血管健康。

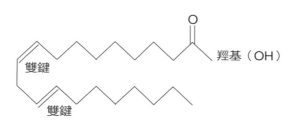

羥基（OH）

雙鍵

雙鍵

▲分子中有多於一個雙鍵，相比之下單元不飽和脂肪則只有一個雙鍵，其餘為單鍵。

用植物油取代動物油

此外，若依照來源區分，可將油脂分為動物性與植物性兩種。

動物性油脂的來源包括牛油、豬油、雞油、奶油等，**其組成多以飽和脂肪酸為主**。誠如前文所言，飽和脂肪酸若攝取過多，容易罹患心血管方面的疾病，因此烹調食物時應盡量避免使用豬油。

若真的非吃豬油不可，可搭配新鮮蔬菜水果均衡一下，建議一天至少攝取 3 碟至 5 碟的蔬菜，以及 2 份至 4 份的水果（一份水果，大約是將水果切成小塊狀後，裝滿一個飯碗的量）。

植物性來源的油脂，則包括椰子油、葵花籽油、橄欖油、葡萄籽油、苦茶油、大豆油等，其組成多為不飽和脂肪酸（不過有個例外，**植物性的棕櫚油，約有 53% 的成分為飽和脂肪酸**，算是植物油中的特例）。

已有許多研究證實，植物性油脂對於心血管具有正面效應，但若因此而大量攝取，仍舊會吃下過多熱量，引起肥胖及血脂升高的問題。

此外，不飽和性的脂肪因結構組成特殊，較容易氧化產生自由基，會對體內細胞造成氧化傷害，反而會對身體產生不良影響。換句話說，儘管不飽和脂肪酸對身體有好處，但攝取過多也會造成危害。

下頁圖表 2-16 中，列出生活中常見油品的熱量、脂肪酸及膽固醇（僅動物性油脂含有），提供大家下次購買食用油時，可依據自身需求作為參考。

橄欖油只適合涼拌和低溫烹調

接著談談油品的「發煙點」。發煙點又稱冒煙點（Smoke point，介於熔點與沸點之間），指的是當食用油加熱時，溫度即將到達該油品燃燒極限時，會出現發煙

圖表 2-16 日常油品的熱量、脂肪酸及膽固醇含量

名稱	熱量	飽和脂肪酸	單元不飽和脂肪酸	多元不飽和脂肪酸	膽固醇
雞油	890.8	31.5	44.3	16.0	110.9
豬油	890.0	38.2	46.8	20.9	70.0
奶油	716.0	57.8	25.1	3.6	205.0
牛油	763.8	43.0	51.5	2.3	121.5
椰子油	883.0	73.2	8.0	1.7	0
橄欖油	883.6	15.8	74.1	10.1	0
葵花籽油	883.1	11.6	22.2	66.2	0
葡萄籽油	883.4	11.2	19.1	69.5	0
苦茶油	883.0	15.8	66.7	17.4	0
大豆油	883	15.4	61.5	22.1	0

＊單位為每 100 公克油品所含之各式脂肪酸克數。
＊資料來源：衛福部食品藥物管理署臺灣食品營養成分資料庫。

現象，此溫度點稱為發煙點，發煙點越高，表示該油品越能承受高溫烹調。

基本上，**橄欖油比較適合做涼拌或是低溫的烹調**，若是以大火快炒、煎、炸的話，就要選擇發煙點較高的油

品，例如大豆沙拉油、葡萄籽油、苦茶油。但葡萄籽油的多元不飽和脂肪酸較多、容易氧化，所以**高溫烹調時，建議以苦茶油及大豆沙拉油**較為理想。

另外，關於油脂當中的膽固醇，從前文的圖表 2-16 可以發現，只要是植物性油脂，膽固醇含量皆為零，因為**植物並沒有生成膽固醇的機制**，得在動物體內才能生成。因此，如果看到市售植物油在外包裝上標明「不含膽固醇」，其實只是畫蛇添足的行銷手法罷了（如果植物油還含有膽固醇，那就可怕了，這表示其成分並不單純），別被商人的小技巧給矇蔽了。

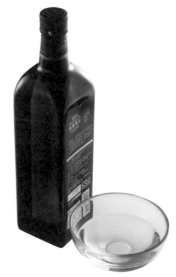

▲橄欖油比較適合涼拌或是低溫烹調，若是以大火快炒、煎、炸的話，就要選擇發煙點較高的油品，例如大豆沙拉油、葡萄籽油、苦茶油。

油脂當中的脂肪酸，可根據人體是否得從外界（食物）獲得，分成**必需脂肪酸與非必需脂肪酸**（見下頁圖表 2-17）。

　　非必需脂肪酸指的是，即使未能從食物當中攝取，也能經由其他脂肪酸代謝轉換而得，例如油酸、芥酸（屬Omega-9 系）等；必需脂肪酸指人體（或其他高等動物）不能自行合成，只能從食物中獲得的脂肪，包含亞麻油酸（屬 Omega-6 系）及次亞麻油酸（屬 Omega-3 系）。此兩者在植物油當中都有，只有含量多寡的差異，像是橄欖油的次亞麻油酸含量，就比葵花籽油及葡萄籽油多。

圖表 2-17 必需脂肪酸與非必需脂肪酸

項目	說明	種類
必需脂肪酸	人體無法自行合成，須從飲食中獲得。	亞麻油酸、次亞麻油酸兩種。
非必需脂肪酸	人體可從其他脂肪酸代謝轉換而成。	油酸、芥酸等。

喝一匙油，不如吃一份堅果

　　網路上常有人分享關於食用油的小撇步，例如每天喝一湯匙椰子油或橄欖油，能幫助腸胃蠕動、促進排便。坦白說，與其喝油，我建議不如每天吃一份堅果。除了同樣可獲得不飽和脂肪酸之外，還能同時攝取礦物質。

衛福部在《國民每日飲食指
南》中，也明確建議**成人
每天應攝取一份堅果類**，
有利於降低血脂。所謂一
份堅果，**大約是 1 湯匙
的量**（約 5 顆至 6 顆，
但若是**體積較大的堅果**

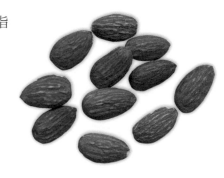

▲衛福部在《國民每日飲食指南》
中，建議成人每天應攝取一份堅果
類，大約是 1 湯匙的量。

〔如核桃〕，2 顆就算
一份）。

　　至於喝油是否能促進排便順暢？其實直接飲用油
脂，大部分仍會被人體消化吸收，若真要達到幫助排便
的效果，攝取量必須非常多（而非 1 湯匙就夠）。若真
的喝下這麼多油，除了熱量爆表外，還可能導致脂肪痢
（Steatorrhea，因消化不良或脂肪攝取欠佳，導致的腹
瀉）。因此，想擁有「順暢人生」，建議還是多攝取新
鮮蔬菜水果，搭配足夠的水分較健康。

　　最後提醒大家，在保存油脂時，務必置於陰涼、乾
燥處，才不會使油脂劣變、產生自由基（致癌物質），
加速身體老化。

心血管疾病最大元凶——反式脂肪酸

看完上述介紹之後，大家應該不難了解，每天攝取足夠的油脂，對身體健康非常重要。營養師建議，每日從油脂中攝取的熱量，應該占全體的 25% 至 30%，但這些油脂必須是「好的油脂」才行。

何謂好的油脂？基本上，其組成必須以不飽和脂肪酸為主（如橄欖油、葡萄籽油等，見第 103 頁圖表 2-16），並少吃動物性飽和脂肪酸及反式脂肪酸。

電視媒體、報章雜誌都很常呼籲民眾少吃反式脂肪酸，那麼它到底是什麼？反式脂肪酸是一種組成方式較為特殊的脂肪酸，一般的脂肪酸屬「順式」排列，而反式脂肪酸的排列方式正好相反，因而得名。

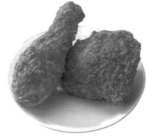

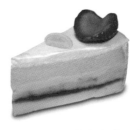

此外，反式脂肪酸的分子外形與飽和脂肪酸類似，

▲過量食用反式脂肪酸，容易造成動脈粥狀硬化、心臟病甚至中風，建議大家少吃油炸、糕餅類的食物。

呈現直條狀,故容易堆積、沉澱於血管壁上,但反式脂肪酸對於血管的傷害,遠比飽和脂肪酸更大。

天然的動物性油脂裡(例如豬油、牛油等)都有反式脂肪酸,其中又以牛油含量較高。在日常攝取的食物中,反式脂肪酸大都存在於**加工過的高油脂食品**,像是氫化的植物油(如乳瑪琳),以及部分烘焙製品(如麵包、糕餅等)裡,都可見到反式脂肪酸的蹤跡。

美國心臟學會(American Heart Association,簡稱AHA)更特別指出,長期過量食用**反式脂肪酸**,容易使血液中好的膽固醇(即高密度膽固醇,HDL)下降、壞的膽固醇(即低密度膽固醇,LDL)上升,**造成動脈粥狀硬化、心臟病甚至中風,心血管疾病的致病率,遠比飽和脂肪酸高出 3 倍至 5 倍**。為此,建議大家少吃油炸、糕餅類的食物,可減少攝取反式脂肪酸。

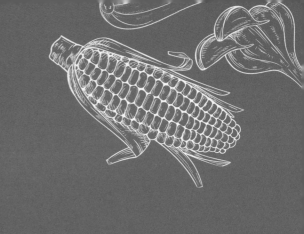

第 **3** 章

這樣吃最卡油，
跟三高指數說掰掰

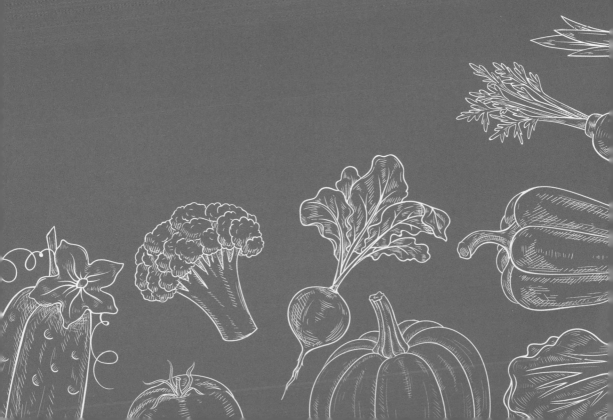

最能罩住健康的「治療性生活型態飲食」

了解控鈉、控醣、控油的要領之後，接著要向各位介紹「治療性生活型態飲食」（Therapeutic Lifestyle Changes Diet，以下簡稱 TLC 飲食）。

TLC 飲食由美國國家健康署於 2004 年提出，主要針對高脂血症以及心臟病患者，進行飲食治療的指導方針。採用低脂飲食搭配脂肪酸的攝取分配，來達到降低血脂及心血管疾病的風險，使患者逐漸降低對藥物的依賴。

研究指出，此套飲食法可於 **6 週內**，降低病患體內約 **8%** 至 **10%** 的低密度脂蛋白（即壞的膽固醇）。雖然 TLC 飲食初期為治療性的飲食法，但現今人們的血脂狀

態日益惡化，因此，此套飲食法也可應用於一般健康人身上，以預防日後心血管疾病的可能風險。以下列舉 TLC 飲食的執行重點及操作方式。

一、脂肪攝取不超過總熱量的 25％ 至 30％

以一名 60 公斤的健康成年人為例，若每日建議熱量攝取約為 1,800 大卡，表示他從油脂攝取的熱量，必須限縮在 540 大卡內，即 **60 公克的油脂**（12 份）。

二、飽和脂肪酸不超過總熱量的 7％

一般人很難精確計算飽和脂肪酸的攝取量，因此可請營養師協助，或是簡單從生活中，**盡量避免食用含有較多脂肪的肉類、奶類。**

三、每日膽固醇攝取量在 200 毫克以下

儘管美國最新版的 2015 年至 2020 年《飲食指南》，已取消「每日膽固醇攝取上限為 300 毫克」的規定，但因為 TLC 飲食，原本就是針對心血管疾病設計而成，因此在限制上較為嚴格。

一般來說，100 克去殼雞蛋中，膽固醇含量是 585 毫克；每 100g 牛肉，有 90 毫克膽固醇；每 100g 豬肉，即有 126 毫克膽固醇。但其實，膽固醇只有 2 至 3 成來自於

食物，約有 7 至 8 成由內臟自行合成。另外，雞蛋雖然含有高膽固醇，但絕非引發高膽固醇血症之食物，也就是說，食物組成複雜，請勿再以「吃腦補腦」的觀念來忖度食材。再來，需要注意的是，因為每個人體質不同，建議還是均衡攝取各種食物比較好，同時再補充有助降膽固醇的飲食，例如：黃豆、燕麥片、鮭魚、蘋果、橄欖油等。

四、每日鈉攝取量須低於 2,400 毫克

2,400 毫克的鈉，約等於 6 公克的精鹽，但目前衛福部公告的每日鈉攝取標準已下修至 2,000 毫克，**約等於 5 公克精鹽**（關於如何在生活中降低鈉攝取的小技巧，請見第 67 頁）。

五、每日總膳食纖維攝取量為 20 公克至 30 公克

膳食纖維主要存在於蔬菜與水果中，可增加腸道的蠕動，甚至調控血脂，**每日攝取三份蔬菜及兩份水果**即可達標。但若按照衛福部的標準，每天膳食纖維建議攝取量為 25 公克至 35 公克，大家可依照自身狀況斟酌調整。

六、每日攝取 10 公克至 25 公克的水溶性膳食纖維

膳食纖維可分非水溶性及水溶性兩種。每日攝取 10 公克至 25 公克的水溶性膳食纖維，可延緩胃中食物排空、防止血糖急劇上升，更可在腸道中，與來自飲食及身

體自然代謝的膽酸、膽固醇結合，並隨之排出體外，進
而降低血膽固醇。

　　例如：半杯黑豆有 8 公克左右的膳食纖維，半碗胡蘿
蔔（100 公克），等於一餐就吃到近 5.7 公克的膳食纖維；
其他常見的食物還有糙米、大麥、豆類、蔬菜、奇異果、
蘋果等。

七、每日攝取 2 公克植物固醇

　　植物固醇（Phytosterol）來
自高等植物，可透過食用穀
類、堅果、豆類、芝麻、
杏仁、海藻等獲得。植物
固醇可有效阻斷人體內的
固醇接受器，進而減少膽固
醇吸收。

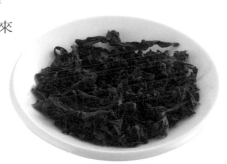

▲多吃穀類、海藻、堅果類等
食物，可以減少膽固醇吸收。

　　除了上述要點外，TLC 飲食更建議多吃魚肉及藻
類，以增加 DHA（Docosahexaenic Acid）及 EPA（Eicos-
apentaenoic Acid）的攝取量。DHA 及 EPA 有下列三種
功效：

● 降血脂

　　研究指出，DHA 及 EPA 可藉由排除膽酸，並提高血

中脂蛋白的代謝速率，來達到降低血中膽固醇、三酸甘油脂的功效。

● 抗發炎

DHA 及 EPA 同時也能抑制環氧化酶（Cyclooxygenase，簡稱 COX），並降低體內生成促使發炎的細胞激素，以達體內抗發炎的功效。

● 抗血栓

正常情形下，人體內會有較高比例的花生四烯酸（Arachadonic acid），但此物質會在體內，代謝成助凝血的二型血栓素（TXA2）及二型前列腺素（PGI2），造成血管栓塞。若多攝取 DHA 及 EPA，代謝之後便會生成較不易引起發炎及血栓的三型血栓素（TXA3）與三型前列腺素（PGI3）。

目前市面上販售的 DHA 及 EPA 營養食品，仍以魚油作為主要來源，這是因為魚類會經過生物累積，提高體內的 EPA 及 DHA 濃度。但若是因茹素，或無法接受魚油腥味的人，可多吃海藻類與海菜類代替。

減重、卡油的
六大超級食物

相信大家已經非常了解，比起節食，吃對食物對控制體重、維持健康、增進代謝的幫助更大。以下列舉六種食物，讓你每天吃得飽又能滿足口欲，並且達到減重、降低油脂吸收的功效。

一、吃地瓜，到底會變胖，還是減重？

在過去，地瓜一直是臺灣人的主食。從前的人吃地瓜是因為經濟上的考量，地瓜不但生長快速，即使在較為貧瘠的土壤也能順利生長，因此成為廣大民眾的澱粉來源。現在社會經濟起飛，人們的購買能力大增，主食已轉變為香Q、好入口的精製白米。但也由於精製化飲食型態，導致許多慢性疾病的盛行。

　　時至今日有越來越多人重視養生，因而回頭改以地瓜作為主食。地瓜含有豐富的維生素、礦物質、抗性澱粉，除了 GI 值較低（約 55）、不易導致血糖劇烈上升外，其膳食纖維的含量也很高。一般精製主食的纖維極少，例如一碗約 200 公克的白飯，大約只有 1.1 公克的膳食纖維，但同樣重量的地瓜，膳食纖維卻有 4.8 公克，整整多了 4 倍以上。

　　因此，建議正在減重的人，可將正餐中的精製白米替換為地瓜。此外，地瓜中的膳食纖維還可幫助膽固醇排出體外，對於降血膽固醇具有正面的效益。

　　如果大家覺得單吃地瓜太過單調，可將地瓜與牛奶一同放進果汁機裡攪拌，製成地瓜牛奶。牛奶是優良的蛋白質來源，可提供人體所需的各種胺基酸。

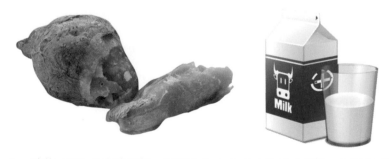

▲一碗約 200 公克的白飯，只有大約 1.1 公克的膳食纖維，但同樣重量的地瓜，膳食纖維卻有 4.8 公克，整整多了 4 倍以上。

美國有研究指出，每日的乳製品攝取量，和大腦中的穀胱甘肽（Glutathione）濃度呈現正相關，而穀胱甘肽又與抗氧化能力密切相關。簡單來說，每天的乳製品攝取越多，大腦中的穀胱甘肽濃度也就越高，如此一來，便可提高大腦的抗氧化能力，並藉此降低神經退化性疾病的發生率。

不過，儘管地瓜的 GI 值較低，但每 100 公克的熱量仍有 114.9 大卡，若一不小心吃得太多，就很容易造成肥胖。建議將每天其中一道正餐的主食，從白米飯（每 100 公克約 142 大卡）換成一條約手掌大小的蒸地瓜，不只熱量降低，還能增加膳食纖維、維生素及礦物質的攝取量。

二、藜麥，和白米一起煮

藜麥是南美洲高地特有的穀類植物，屬於當地的高山原生種，藜麥在南美洲的古印地安文明中扮演重要的角色，是當時人們主要的糧食作物。

藜麥可依顏色及風味分成三種，包括白色、紅色及黑色，其中以白藜最為常見。臺灣也有一種原產的藜麥，稱為臺灣藜。臺灣藜雖然也有個紅藜的別名，但和南美洲的紅色藜麥（簡稱紅藜）並不一樣，兩者的外觀、大小及顏

色也不盡相同。建議可從外包裝上的產地來辨別。

　　儘管外型差異甚大，但紅藜與臺灣藜的營養成分與功效大致相同，比起其他穀類含有更多類黃酮（Flavonoid），例如槲皮素（Quercetin）及山奈酚（Kaempferol）等，因此抗氧化能力也較強。

　　在膳食纖維方面，藜麥的膳食纖維比一般白米飯多了約 10 倍，可幫助維持腸道健康。在脂肪酸組成比例上，藜麥的不飽和脂肪酸占了 83.7％，有助於預防心血管疾病。

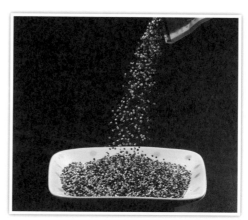

▲藜麥雖然好處多多，但仍屬於熱量較高的主食類，可以煮成紅藜飯，將白米與紅藜一同放入電鍋蒸煮後食用，但每次用餐以一碗為限較佳。

　　此外，許多人會對麥類製品中的麩質過敏，但藜麥不含麩質，可成為良好的麥類代替品。最後，由於藜麥富含膳食纖維，消化吸收率較慢，因此 GI 值也較低（僅35），對於血糖的影響，比一般精製白米飯來得更低。

　　不過，藜麥雖然好處多多，但仍屬於熱量較高的主食

類（每 100 公克約 120 大卡），因此當藜麥攝取多了，其他主食類就得減少；或是可以煮成紅藜飯，將白米與紅藜一同放入電鍋蒸煮後食用，但每次用餐以 1 碗為限較佳。

三、加州梅，強壯骨骼的武器

加州梅（Prune）與中醫上常用的紅棗、黑棗並不相同。兩者雖然在生物學上同屬薔薇目，但其科、屬、種都不一樣，因此兩者是完全不同的食材。

加州梅的維生素 K 十分豐富，每 100 公克的加州梅，就含有 59.5 微克的維生素 K，此含量已達衛福部每日建議的膳食營養素參考量的一半之多（以 19 歲以上的成年人為基準）。由於維生素 K，主要存在肉類及發酵食品中，素食者較有可能攝取不足，多吃加州梅便能補充維生素 K。

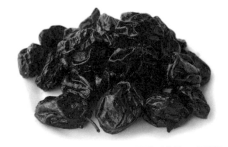

▲ 每日攝取 8 顆至 10 顆加州梅，可提升體內細胞的防護力，有助於維持健康的體魄。但要注意市售加州梅多醃製，長期食用對腎臟、血壓都有不良影響。

美國《農業與食品化學期刊》的研究成果指出，加州梅含有較多的綠原酸（Chlorogenic Acid）、類黃酮、原花青素及兒茶素（Catechin），上述物質都屬於多酚（Polyphenols）類，具有抗氧化的功能，可提升體內細胞的防護力，增強身體排除自由基之能力，有助於維持健康的體魄。

法國也於 2015 年發表研究，指出加州梅有助於骨質健康，可促進前成骨細胞的活性、協助骨質的修復，這對發育中的兒童與青少年，以及更年期後，失去雌激素保護的婦女來說益處良多；對於正在控制飲食與參與運動訓練的人（兩者都容易缺鈣），也很有幫助。

每日攝取 8 顆至 10 顆加州梅，即可達到上述研究功效，但多食無益。因為市售加州梅多以醃製的方式製作，內含較高的鹽或糖，容易造成腎臟代謝負擔、影響血壓及導致減重成效下降。

四、富含高蛋白的鷹嘴豆

鷹嘴豆原本為中東地區居民的主要食物之一，近幾十年傳到了美國，發展出更多的吃法。臺灣較少見鷹嘴豆料理，但偶爾仍會出現在異國餐廳的菜單裡。鷹嘴豆是一種

很特別的豆類，又名雪蓮子，為什麼這麼說？我們先從它的分類談起。

依照衛福部國民健康署提供的食物代換表，生活中常見的豆類大致分為兩種：

第一種為低脂豆類，特徵是**蛋白質含量高、脂肪低，屬於豆魚肉蛋類，像是黃豆、黑豆、毛豆。**每一份低脂豆類的定義為 7 公克蛋白質、3 公克脂肪。

第二種為主食豆類，特徵是**蛋白質含量低、醣類高，屬於主食類，像是紅豆、綠豆、花豆、蠶豆。**每一份主食豆類的定義為 15 公克醣類、2 公克蛋白質。

重點來了，根據美國農業部的資料顯示，每 100 公克的鷹嘴豆，含有 19 公克蛋白質、6 公克脂肪、61 公克醣類。若把鷹嘴豆定義為低脂豆類，換算之後每份鷹嘴豆（37 公克）含有 7 公克蛋白質、2.2 公克脂肪、22 公克的醣類；若將之定義為主食豆類，換算後每份鷹嘴豆（25 公克）含有 15 公克醣類、4.7 公克蛋白質、1.5 公克脂肪——各位看出端倪了嗎？

鷹嘴豆同時擁有高蛋白質及高醣類的特性，若將它依照三大營養素的比例分類，不論是歸於豆魚肉蛋類或主食

類都不甚理想,因此我將之稱為「怪豆鷹嘴俠」。

　　儘管美國的《飲食指南》,將鷹嘴豆定義為富含蛋白質的豆類,不過其高澱粉的特性仍不容小覷。為了讓大家能更了解鷹嘴豆,以下列舉五種面向的文獻研究簡單介紹。

1. 抑制發炎:

　　2012 年,德國期刊《Acta poloniae pharmaceutica》指出,鷹嘴豆可抑制 COX-2(該酵素會促使發炎及血栓)的活性,藉此降低發炎反應。

　　另外,2015 年英國期刊《British Journal of Nutrition》的研究顯示,若將糖尿病患者原本每日攝取的兩份紅肉,更換為同等蛋白質含量的鷹嘴豆,8 週後可降低 C-反應蛋白、IL-6、TNF-α 等發炎指標,有利於改善糖尿病患者體內的發炎反應。

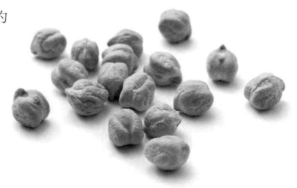

▲鷹嘴豆為富含蛋白質的豆類,並具抑制發炎、控制血糖、降低膽固醇等功效,不過其高澱粉的特性仍不容小覷。

2. 不含麩質、可調控血糖：

2015 年，美國期刊《Journal of Food Science》指出，鷹嘴豆由於膳食纖維含量高且不含麩質，很適合製作成麩質過敏者的點心，對於血糖的調控也具有幫助。

3. 加速乳癌細胞凋亡、抑制增生：

2015 年，美國期刊《Phytotherapy Research》指出，鷹嘴豆在發芽時會釋放較多的異黃酮，該研究便將鷹嘴豆芽作為一種介入物，與人類乳癌細胞作用，結果發現鷹嘴豆芽可促進乳癌細胞凋亡，進而抑制其增生。

4. 可有效控制食慾：

2014 年，美國期刊《Obesity》有篇文獻指出，鷹嘴豆因為其高蛋白質、高纖維及低升糖指數的關係，對於食慾的調控很有幫助，進而在減重方面也具有益處。

5. 降低膽固醇、改善動脈健康：

2013 年，美國期刊《Atherosclerosis》募集了 26 名患有動脈粥狀硬化的患者，參與為期 8 週的試驗，受試者每日皆要攝取半杯的大豆、扁豆、鷹嘴豆等混合食物。結果顯示，這些病患的總膽固醇下降 5%、低密度脂蛋白下降 8.7%，動脈狹窄的情形得到改善，由此可見，鷹嘴豆可協助預防動脈粥狀硬化。

五、咖啡，喝對方法才有效

咖啡早在 15 世紀左右，就已出現於人類的飲食文化中，至今仍持續發揮對全世界廣大的影響力。

為什麼咖啡這麼令人著迷？甚至能不分國界、穿越時空的

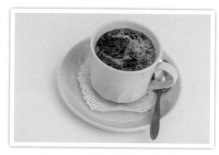

▲咖啡本身具提神醒腦、協助人體抗氧化、促進脂肪分解的作用。飲用咖啡時建議以無糖為主。

廣受全人類歡迎？除了咖啡本身的特殊香氣教人難以抗拒外，它對人體健康的正面影響更是一大關鍵。咖啡的好處主要包含以下三大類：

1. 提神醒腦、趕走瞌睡蟲：

咖啡中的咖啡因可促使交感神經興奮，使血管收縮、心跳加速、心搏量增加，增強神經活性，這些作用可提升人們的專注力、有效消除睡眠感。

2. 協助人體抗氧化：

咖啡中含有強力的抗氧化物質：多酚及綠原酸，上述兩種物質可幫助消除身體內過多的自由基、避免氧化傷

害，使細胞能健康發揮應有功能。

3. 促進脂肪分解、改善體態：

咖啡因可促進體內脂肪分解，使脂肪轉為日常活動所需的能量，如此一來就能改善體重、減少體脂肪，但仍須搭配適當的運動，才會有事半功倍之效果（每天猛喝黑咖啡卻完全不運動，對控制體重毫無幫助）。

雖然咖啡好處多多，但喝太多還是會有副作用。建議每日不要攝取超過 300 毫克的咖啡因（大約是一杯 500 毫升美式咖啡的量），以免身體對咖啡因帶來的刺激產生依賴。此外，**飲用咖啡時必須以無糖為主、切忌額外加糖**，否則只會吃下更多熱量，賠了夫人又折兵。

六、黑木耳：增強人體免疫力

黑木耳本身的膠質、膳食纖維、多醣體含量很高，每 100 公克的黑木耳就有 7.7 公克的水溶性膳食纖維，可降低血中膽固醇濃度，還可延緩餐後血糖上升速度、維持血糖穩定，也具有促進腸胃蠕動、促進排便的作用。

此外，黑木耳的多醣體還可增強人體免疫力（市售靈芝萃取物也主打多醣體功效）。若以中醫五行觀點來看，

黑色的食物可補血，因此女性應多攝取黑木耳滋補健康。
由此看來，減重時多吃黑木耳不但有飽足感、更可促進腸
胃蠕動，對身體有諸多好處。

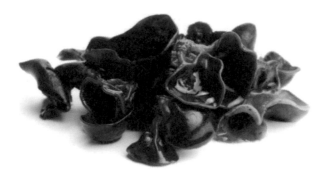

▲黑木耳本身的膠質、膳食纖維、多醣體含量很高，可降低血中膽固醇
濃度，具維持血糖穩定、促進排便等功效。

運動後 1 小時內
可以進食嗎？

身為營養師，我除了關心大眾飲食健康之外，也很樂見民眾認真運動。每次舉辦營養研習營，提問時總有學員問我：「運動後 1 小時內吃東西會胖嗎？」

想在此向大家釐清一個觀念，不論是運動前還是運動後，攝取過多的熱量，都可能導致脂肪合成並儲存體內，造成肥胖。所以**運動後 1 小時當然可以進食，只是攝取食物的種類及分量必須慎選**。

的確，運動能讓身體更強壯，但運動前、中、後該如何補充營養？由於運動時會消耗肌肉內大量的肝醣，而肝醣更是肌肉最快速、最直接的能量來源，所以運動後最重要的，就是**將消耗的肝醣補充回來**，使肌肉消除疲勞、回復充滿力量的狀態。

運動後 1 小時或 2 小時內建議攝取的食物，大致分為兩種：

一、高醣類食物

運動後必須多吃高 GI 值的高醣類食物，例如白米飯、馬鈴薯、玉米、吐司等。此種醣類組成最容易被人體消化吸收，可快速補充肝醣、幫助修復運動後的肌肉。

二、低脂蛋白質

運動過程中，隨著強度越高，肌肉受損的程度會越嚴重，因此，運動後除了補充肝醣之外，也要攝取適當的蛋白質，以修復肌肉。建議各位攝取**脂肪含量較低的蛋白質**，像是豆製品、豆漿、鮮蚵、水煮蛋等。

了解運動後應攝取的食物種類後，大家可能會好奇，分量究竟該吃多少才夠？實際上，這得視各位的運動時間及強度而定，換句話說，**每個人運動後需要補充的熱量都不一樣**，必須以客製化的個人菜單為主。

然而，在此還是提供各位一般運動者熱量需求的計算方式（見下頁圖表 3-1）作為參考，只要將一天的熱量攝取，控制在依照體位資料所計算出的範圍內即可。

　　若想更深入了解自己運動後應該要吃多少，可加入
「新營養食代」粉絲專頁，與營養師進行專業諮詢。

圖表 3-1　一般運動者的熱量需求

> **熱量＝扣除脂肪後的體重（可從體脂率得知）×30**
> 例如，一位 75 公斤、體脂率 10% 的運動者，他所需
> 的熱量即為：75×90%×30＝2,025 大卡。

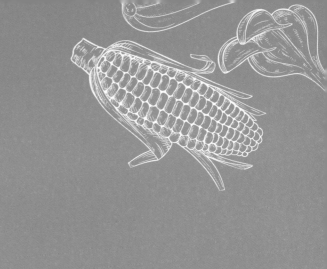

第 **4** 章

楊博士的每日三餐
飲食建議

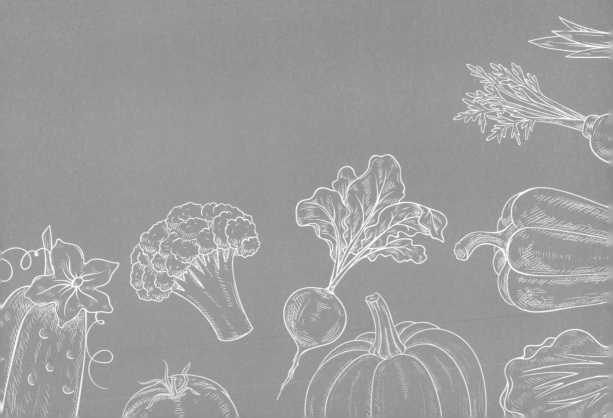

一定要吃早餐，
但早午餐……

一般營養師都建議：「早餐吃得像皇帝、午餐吃得像平民、晚餐吃得像乞丐。」可見早餐是一天中最重要的一餐。但現代社會各行各業的工作時間不一，究竟幾點吃才算早餐？其實早餐的定義，指的是每天起床後的第一餐，各位可依照個人生活型態，安排最適合的進食時間。

美國膳食協會（American Dietetic Association）表示，一天可吃 4 餐至 5 餐，但建議早餐於起床後 1 小時內吃完；午餐與晚餐之間必須間隔 4 小時至 5 個小時。兩餐之間可吃點心，或於晚餐及睡前間吃消夜。例如某學生早上 8 點起床，晚上 12 點就寢，他的一日飲食生活建議，就可如右頁圖表 4-1 安排。

三餐最理想的狀況，每日最後一餐最晚不超過晚上 8 點，或是睡前 3 小時勿再進食為佳。

圖表 4-1 一日飲食生活建議

早餐	午餐	點心	晚餐	消夜
08:00 至 09:00	12:00 至 13:00	14:30 至 15:30	17:00 至 18:00	20:00 至 21:00

*製表：新營養食代林歆惠營養師。

為什麼要吃早餐？

早餐是一天活力的來源，這個說法可是有憑有據。早餐的英文為 breakfast，由 break（解除）與 fast（禁食）組成，顧名思義，吃早餐有「解除禁食狀態」的意思。

從營養學的角度來看，人們從前一天的晚餐到隔天早上進食前，至少有約 7 小時至 9 小時未吃東西，空腹時間較長。身體休息、修復了一整晚，隔天就需要靠早餐提供足夠能量，啟動一天的新陳代謝。這就像是汽車進廠維修後，上路前一定要加滿油，才能跑得夠遠、充分發揮特質；若是能量不足，不論跑車還是老爺車，肯定跑到一半就後繼無力了。

起床後若不吃早餐，大腦與肌肉所需的血糖便會不足，你會很直接的感到頭暈不適、注意力難以集中、人也容易疲倦；若長期不吃早餐，根據日本研究顯示，心血管

疾病及死亡率的風險會增加，繼而為心臟健康帶來威脅。

其他研究報告也指出，起床後若不吃早餐，平均會增加 20％ 的午餐攝取量、想吃高熱量食物的欲望也會變高。由此看來，不吃早餐不但容易使人發胖、專注力不集中，還會導致各種疾病。

早餐怎麼吃，才能吃得像皇帝？

衛福部國民健康署 2013 年至 2015 年「國民營養健康狀況變遷調查」顯示，臺灣的國小學童早餐外食比率近七成、國中生及高中生則超過七成；19 歲以上成人，有近六成是外食族，可見臺灣人早餐外食的情況相當普遍。

吃早餐很重要，但吃得健康更重要。市面上早餐款式百百種，很多人都是利用上班、上學途中到固定的店家購買，雖然吃飽了，卻不見得兼顧營養均衡。吃對健康的早餐能增加記憶力，在學業、工作上的表現也會更好。

大家知道早餐要吃得像皇帝，但這並不是指早餐必須吃得最多、最精緻，而是要以營養、健康為目標。一般會建議早餐攝取 300 大卡至 400 大卡，約占一天總熱量的 20％ 至 25％。該怎麼挑選，早餐才能吃得豐盛又營養充

足呢？圖表 4-2 中，整理了營養師推薦的早餐，與應避免的地雷早餐。

圖表 4-2 楊博士的推薦早餐與地雷早餐

分類	品名 （每 100 公克）	熱量 （大卡）	脂肪 （公克）
地雷早餐	泡芙（巧克力）	590	40.4
	油條	563	42.5
	蛋黃酥、鳳梨酥	460 至 480	24 至 26
	培根	365	34
	海綿蛋糕、蛋塔	340 至 370	18 至 21
	鬆餅	257	2.6
	火腿	144	4.4
	奶茶	42	0.3
推薦早餐	雜糧饅頭	248	1.2
	水煮蛋／茶葉蛋	144	9.2
	地瓜（黃肉）	121	0.2
	麥片	406	9.6
	無糖綠茶	0	0
	豆漿（無糖）	35	1.9
	無糖鮮奶茶	27	1.4

*製表：新營養食代林歆惠營養師。
*資料來源：2017 年衛福部食品成分資料庫。

圖表 4-2 中的地雷早餐，多為高糖混和高油脂的精製加工食物，營養素較為單一，吃下肚之後，人體很容易消化吸收，血糖因而快速上升，儘管馬上就能飽足，但也很快就會產生飢餓感，對於食物的渴望因而增加，有健康上的隱憂。

為此，我更建議大家選擇富含蛋白質、膳食纖維且加工及精製程度較少的早餐。這類早餐多為原態食物或蔬菜、水果，消化與吸收的速度較慢，可使飯後血糖緩慢上升，除了有效延長飽足感，亦可降低罹患代謝性疾病的風險。

太常吃早午餐，徒增身體負擔

現在很流行早午餐，英文為 brunch，由 breakfast（早餐）與 lunch（午餐）組成，將早餐和午餐合併食用。一般常見的早午餐為鬆餅、蜜糖吐司、起司蛋、西式麵包等，屬於高油、高糖的美式食物，雖然早午餐通常會搭配生菜沙拉，但纖維含量與自助餐的便當相比仍少了許多。

此外，把早餐延到午餐時段才吃，很容易因為餓了太久而吃下更多的食物，攝取的熱量也較高；剛睡醒的腸胃若要一次消化、吸收這麼多食物，將造成身體器官的負擔。

大家如果假日和朋友相約吃早午餐，建議剛睡醒後，可先喝杯含燕麥的鮮奶墊墊胃。研究顯示，早餐喝奶類製品比喝果汁來得好，奶類裡頭的乳脂可增加飽足感、延緩飢餓，午餐自然就會吃得較少一點。

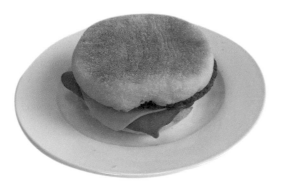

◀早餐拖到午餐時段一起吃，容易吃下更多食物，攝取的熱量往往爆表。

2.

吃太快，
發胖機率高三倍！

　　早餐吃得豐盛、營養、健康，能迅速替身體充電，有助於腦部一天的運作。所謂「午餐吃得像平民」，指的是分量少一些（約八分飽），並攝取足夠且均衡的營養。這是因為午餐過後，大約得等 5 小時至 6 小時才吃晚餐，為此，必須補充足夠的熱量，才得以應付下午龐大的活動及工作量。

　　然而，大家有注意過，自己每次用餐花多少時間嗎？目前已有許多研究顯示，**吃飯速度越快、BMI 值越高，且發胖的機率比正常人高出**

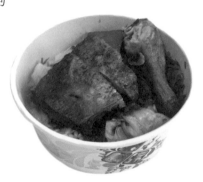

▲午餐要細嚼慢嚥，至少要吃超過 20 分鐘以上，否則大腦還沒接受到飽了的訊息，就會在無意間吃下更多食物。

3 倍。這是因為大腦透過血液循環,得知飽足的訊息大約需要 20 分鐘,吃飯速度若過快(15 分鐘內吃完),往往大腦還來不及接收訊息,你已經把盤子裡所有的食物都吃完了。換句話說,長期不正確的飲食習慣,會讓你種下快速肥胖的根基。

午餐怎麼吃,才能不挨餓又瘦得健康?

臺灣人的午餐多為外食,很少有上班族會自己帶便當,偏偏外食大都油膩、重口味,天天吃當然很難瘦得下來。很多人認為「吃飽」才算真正吃完一餐,但又因為怕胖而不敢吃太多,其實只要吃對食物,也能不挨餓又瘦得健康。以下提供五大飲食原則,讓你健康享受(瘦)、無負擔。

一、遵守正確進餐順序

前文的控醣篇曾提到進餐順序(見第 43 頁),再替大家複習一次。飯前先喝清湯,可減少胃的容積→接著吃青菜與低脂肉類、海鮮、蛋、豆製品,延緩胃排空→飯、麵等主食。這樣的順序可幫助穩定血糖、荷爾蒙以及抑制食慾、增加飽足感,也不會吃下過多熱量。

二、彩虹飲食，拒絕隱性飢餓

　　每天除了 3 至 5 碗的蔬菜，以及 2 至 3 個拳頭大小的水果外，別忘記，蔬果顏色也很重要。建議大家可選擇「六色蔬菜」與「七色水果」（彩虹水果），以獲取豐富的維生素、礦物質，減少隱性飢餓（見第 81 頁）及營養素缺乏。

　　此外，不同色彩的蔬果富含植化素，能增加身體抗氧化、減少自由基攻擊，增加身體抵抗力的同時，也可協助抗老化。

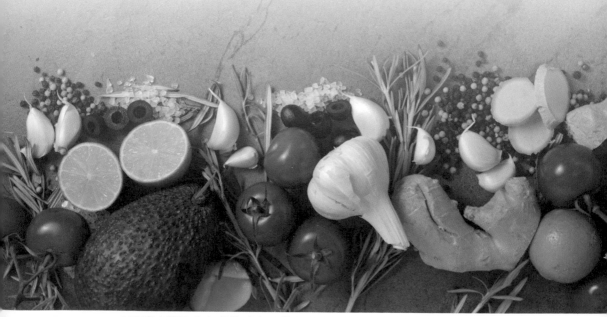

▲平常多攝取六色蔬菜（白、黃、紅、綠、紫、黑）、彩虹水果，不只能增進抵抗力，還能抗老化。

三、少鈉、少糖、少油

飲食中鈉含量過高，除了容易引發水腫之外，長期來看更要小心提高高血壓及中風的風險。一般大眾可能以為減鈉就是減鹽，其實不然。鹽巴的化學名稱為氯化鈉，因此**碳酸飲料中的「碳酸鈉」，或味精中的「麩胺酸鈉」，都屬於含鈉食品**，因此，平時就要提高飲食意識，以避免攝取過多高鈉食材。

而在少糖方面，過量的精製糖容易引起代謝性疾病，精製糖存在於各種食物，例如糖醋料理、西點糕點、中式點心、含糖飲料、蜜餞等，建議每天將含有精製糖的食物，控制在 20 公克至 25 公克（約 80 大卡至 100 大卡）以內。

至於少油飲食，以蒸、煮、滷、燉、烤等方式料理食物，油脂含量會比炸或煎的做法還要來得低。另外，隱藏在肉類中的隱性油脂也須注意，一般來說，紅肉（牛、豬、羊）的油脂會比白肉（雞、海鮮）還要高。因此用餐時記得選擇油脂含量較低，或能提供較好油脂的食物。

四、注意食品外包裝的營養標示

選購外食時（例如超商微波食品）記得要看營養標示，並多方比較同品項的商品，選擇營養標示中熱量相對

低、添加物最少的產品，能減少致病風險（有關食物營養標示的判讀重點請見第 153 頁）。

五、想吃垃圾食物時，揪團分散熱量

　　減重過程中總有忍不住想吃垃圾食物的時候，人生就是要享樂，偶爾為之其實無傷大雅，但建議各位找親朋好友揪團分享，既能分散攝取的熱量，也能聯絡彼此感情，何樂而不為？

晚餐吃錯了，難怪你瘦不了

現代人白天忙於工作，好不容易熬到晚上下班，很多人都想吃頓美食犒賞自己，但這樣的補償方式，對身體而言卻不見得是好事。

夜晚時腸胃道活動力降低，也是一天熱量消耗最少的時候。因此，如果晚餐選擇大魚大肉，便容易把高熱量、高油脂一起吃下肚，且晚上通常活動量低，能量消耗及代謝較少，如果晚餐吃得太多，脂肪便容易堆積，尤其大家吃飽後總會不自覺的爬上沙發、盯著電視節目看連續劇，時間一久便養出啤酒肚、成了大腹翁、小腹婆，許多代謝疾病也會跟著纏上身。

良好的飲食習慣（定時、定量），有利於肝臟正常運作、優化脂質代謝，進而維持體態。晚餐約占一天所需熱

量的 30% 至 35%，選擇低熱量食物或吃少一點（約 6 至
7 分飽），讓身體充分利用這些剛剛好的能量，就能避免
脂肪囤積造成負擔。

晚餐這樣吃，不用忍耐照樣窈窕

晚餐的重點在於選擇低熱量食物，只要遵守下列幾個
原則，不用挨餓也能維持良好體態：

● 遵守正確進餐順序

進餐順序是影響減重成效的一大關鍵，因此我得不厭
其煩的提醒大家：清湯→蔬菜→蛋白質→主食類，這樣的
進食方式可增加飽足感、避免吃進過多熱量。腸胃不好的
人，建議把固體及液體的食物分開吃（先飲後食），可減
少脹氣等不適症狀。

● 以低 GI 值食物為主

低 GI 值食物就像是素顏美女，慢慢品嚐才能了解她
的優點。這類食材（如糙米、地瓜、南瓜、芋頭等）富含
纖維質，食用時必須多次咀嚼，可充分刺激掌控飽足感的
中樞神經，不讓血糖上升太快，避免攝取過多熱量。

● 適量攝取豐富膳食纖維

　　除了前述低 GI 值食物外，蔬菜、水果中也有含量豐富的膳食纖維，能幫助體內代謝廢物、增加糞便體積。各位如果有在家自己打蔬果汁的習慣，飲用前建議不要濾渣，如此一來，便可同時攝取維生素、礦物質、植化素及膳食纖維。

● 多吃優質蛋白質

　　優質蛋白質是組成人體器官、組織及荷爾蒙的重要成分，可協助人體調節各種生理機能。其中又以完全蛋白質（例如雞蛋、奶類、黃豆、大豆等）最佳，可提供足夠的必需胺基酸，幫助細胞修復再生。

　　很多人以為睡前吃雞蛋會脹氣，這其實是錯誤觀念。人們對於雞蛋有著很多迷思，也有很多人以為雞蛋具高膽固醇、睡前吃會腸胃不適等症狀，其實雞蛋屬優質蛋白，除富含多種必需

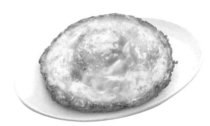

▲雞蛋屬於優質蛋白，建議每週可以吃 3 顆到 4 顆蛋。

胺基酸以外，亦含有卵磷脂、胡蘿蔔素、維生素 B 群及多種礦物質等，不僅不會誘發高膽固醇，也不會造成腸胃不適，是最廣泛運用，好吸收的高優質蛋白，**每週可攝取 3 顆至 4 顆蛋，可以最有效的方式獲取蛋白。**

照樣吃點心、下午茶，但不碰空熱量食物

悠閒的午後，大朵的白雲倘佯在蔚藍的天空中；和煦的陽光裡，空氣中飄著淡淡的茶香，小茶几上擺著精製可口的點心……這應該是大家所嚮往的午後時光？

談到點心、零食，相信許多讀者眼睛都會為之一亮，腦海中浮現出和三五好友喝下午茶的畫面。但對於正在減重瘦身的人而言，點心則是他們心中永遠的痛，明明超級想吃卻又不敢吃。

「零食」又稱作「空熱量」食物（見第 149 頁圖表4-4），空熱量並非無熱量，而是指**儘管熱量較高，但營養價值卻不高**（也就是垃圾食物）。換句話說，當我們吃進空熱量食物，只能讓身體獲得較多的熱量，卻沒辦法得到必需的營養素，如巧克力糖、牛奶糖、薯條等，長期下

來就可能有隱性飢餓的風險；還會導致體重上升、造成肥胖問題。

點心是正餐之間的營養補給站

所謂「點心」，指的是**餐與餐之間補充的食物**，得以補足三餐沒吃足夠的營養素。根據臺灣國民營養健康狀況變遷調查統計，有五成以上的人一天吃進的食物，都未能達到衛福部訂定的每日營養素建議攝取量（見圖表4-3），因此除了三餐定時定量之外，必須藉由點心補足每天所需的營養素。

圖表 4-3 衛福部建議之每日營養素攝取量

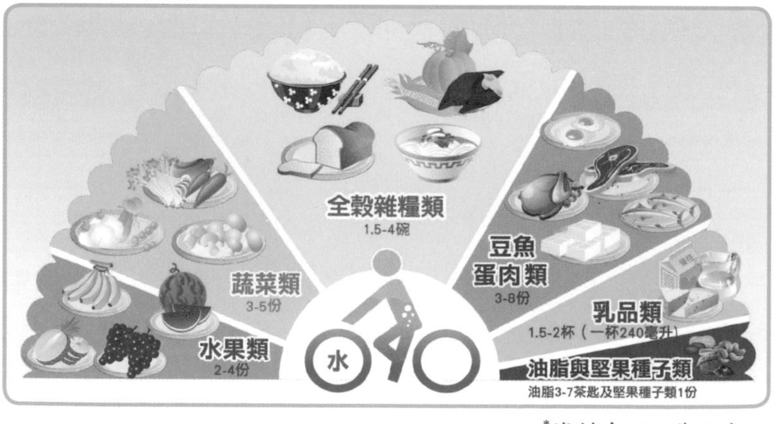

*資料來源：衛福部。

圖表 4-4 世界衛生組織公布的十大空熱量食物（零食）

種類	說明	舉例
油炸食品	因含有較多油脂，且經過高溫油炸，許多營養素都會被破壞。	鹹酥雞、雞塊、可樂餅等炸物。
醃製類食物	含有高鈉或高糖分，易導致高血壓及腎臟的負擔。	蜜餞、話梅、醃蘿蔔乾、豆腐乳等。
加工類肉食品	在食品的加工過程中，常會加入大量食鹽或添加物。	貢丸、肉鬆、火腿、臘腸等。
糕點餅乾類食品	製作糕點、餅乾會使用大量的奶油及糖，為典型的高熱量低營養成分。	不包括低溫烘烤和全麥餅乾。
汽水、可樂類食品	含糖量極高，也是導致肥胖的主要原因之一。	可樂、雪碧、沙士等。

（續下頁）

種類	說明	舉例
方便類食品	常為高鈉食品，容易造成水分滯留體內而水腫。	主要指速食麵和薯條、爆米花等膨化食品。
罐頭類食品	含有高鈉或高糖分，易導致高血壓及腎臟的負擔。	水果罐頭、鮪魚罐頭、黑瓜罐頭等。
冷凍甜品類食品	相較於國外使用純鮮乳製作冰品，臺灣產的冰品含較高的糖分及油脂。	冰淇淋、冰棒和各種雪糕等。
燒烤類食品	醣類與蛋白質在高溫燒烤下，會產生多環芳香烴碳氫化合物（polycyclic aromatic hydrocarbons，簡稱PAHs）等致癌物質。	烤香菇、烤香腸等燒烤製品。

*製表：新營養食代張惟凱營養師。
*資料來源：世界衛生組織（World Health Organization，簡稱 WHO）。

但點心要怎麼吃才對？在不影響正餐的情況下，我們
該何時吃點心？點心可以吃多少，才不會超過每天人體所
需的熱量呢？

如同前文所說，吃點心的目的，在於補足正餐沒吃足
的營養素，為了不影響下一頓正餐的食慾，一般會建議，
在飯後 1 小時至隔餐前 1 小時之間補充點心，且每份點心
的熱量大約只能占每日所需熱量的 10％ 至 15％。

替各位試算如下：假設張先生每日所需熱量為 1,800
大卡，那麼他每份點心的熱量，以 180 大卡至 270 大卡左
右為佳；假設洪小姐每日所需熱量 1,500 大卡，那麼她每
份點心的熱量，就應該設定在大約 150 大卡至 225 大卡左
右。讀者不妨試著計算自己的點心熱量。

各時段的點心建議

儘管吃點心是為了補充身體所需營養，但對於想做
好體重控制的人而言，卻很容易擦槍走火。愛吃是人的天
性，我們總想得出成千上萬的藉口一飽口腹之欲，像是
天氣變冷了，肚子容易餓，得多吃一點囤積熱量；今天
是一年一度的情人節，機會難得當然要放縱一下大吃一
頓……。這就和衝動購物一樣，只要想吃，哪怕找不到理
由呢？

圖表 4-5 各時段的點心建議項目

時段	項目	說明
早餐與午餐之間	新鮮水果拼盤	水果含有大量的維生素及礦物質，可補足衛福部建議的每日 2 份至 4 份水果。
	無糖優格	無糖優格含有鈣質及蛋白質，可幫助達成每天 1.5 份至 2 份乳製品的目標。
午餐與晚餐之間	滷味、芙蓉豆腐、茶葉蛋	以水煮或滷的方式補充蛋白質、蔬菜，以取代零食或油炸品的油脂與糖分。
	起司條、無糖優格	起司條及優格含有鈣質及蛋白質，可幫助達成每天 1.5 份至 2 份乳製品的目標。
	海苔	海苔是理想的膳食纖維來源，但有甲狀腺問題的人必須注意攝取量。
	水果	可協助達成每天 2 份至 4 份水果的目標。
	無糖豆漿豆花	以無糖豆漿代替傳統用的糖水，可降低熱量攝取。
	無糖茶飲	以零負擔的無糖茶飲代替含糖飲料，可避免吃下太多糖分。
晚餐至睡前	低脂牛奶（建議加熱後飲用）	牛奶富含豐富的色胺酸（Tryptophan），能刺激腦部分泌褪黑激素，幫助控制睡眠與清醒週期，達到良好的睡眠品質。
	香蕉	香蕉內含有豐富的鎂離子，可安神鎮靜、放鬆身體，提升睡眠品質。
	奇異果	奇異果含大量的抗氧化維生素以及血清素（Serotonin），能使身體鎮靜、放鬆，夜裡更容易入眠。

其實只要對的時候，吃對的食物，就能補足一天的營養，也可以讓身體免於長時間的飢餓狀態。各位可參考左方圖表 4-5，按各時段，選擇合適的點心進食。

看懂食品標示，正確選外食

不論是上班族或學生，下午若想吃點心或下午茶，第一個念頭就是到便利商店，但超商內販售的包裝食品琳瑯滿目，究竟該怎麼挑選適合自己的點心？這時從食品標示下手準沒錯。

食品標示（包含營養標示）就像是食物的身分證，看懂上頭各項數據代表的意義，就能知道自己吃進什麼食物、攝取多少熱量以及營養成分等。下頁的圖表 4-6 是衛福部食品藥物管理署公告的食品標示範例。

一般市售包裝食品的食品標示，主要包括七大項目：

1. **品名**：食物的商品名稱。

2. **成分**：食物中所含的內容物，包括添加物功能及詳細名稱。

3. 淨重。

4. **製造廠商或負責廠商**：兩者擇一標示即可。

5. 注意事項。

6. **原產地**：原物料之產地。

7. **有效日期**：食品最佳賞味期限。

圖表 4-6 食品標示範例

品名	芭樂汁
成分	水、濃縮芭樂果汁、鹽、糖、品質改良劑（氯化鈣、氫氧化鈣）、甜味劑（D-山梨醇）
淨重	100 公克
製造廠商	○○企業股份有限公司 地址：臺灣○○市○○工業區○路○號 電話號碼：0800-777-888
負責廠商	○○企業公司 地址：臺灣○○市○○路○號 電話號碼：0800-123-123
注意事項	請避免日照直射及高溫，拆封後請立即食用
原產地	臺灣
有效期限	2018.01.01

食品添加物以功能性命名者，仍須標示個別食品添加物品名。

甜味劑應同時標示其功能名稱及食品添加物品名。

製造廠商或國內負責廠商之資訊，得擇一標示。

*資料來源：衛福部食品藥物管理署。

此外，想了解自己吃進什麼營養素及熱量，就要學會看食品外包裝上的營養標示。營養標示的目的在於，估計食品內含何種營養素（包含熱量、蛋白質、脂肪、碳水化合物、鈉），並配合個人食用量計算、調整自己的一日飲食，以達營養均衡。

此外，在選購商品時，也可利用營養標示比較相同食品，依照自己的營養需求選擇。我在下頁的圖表 4-7 中，整理出衛福部食品藥物管理署公告的兩種營養標示範例。

現行營養標示的內容，包括下列六大項：

1. **熱量**：該食品所含的脂肪、蛋白質、碳水化合物個別提供之熱量的總和。

2. **蛋白質**：每公克提供 4 大卡，為構成人體結構的主要成分。

3. **脂肪**（含飽和脂肪、反式脂肪）：每公克可提供 9 大卡，但脂肪實際上分為飽和脂肪、不飽和脂肪（無強制標示）、反式脂肪三類，因此將飽和脂肪與反式脂肪相加，並不會等於標示上的脂肪總量。

4. **碳水化合物**：每公克提供 4 大卡，但碳水化合物不是單指澱粉，膳食纖維及糖也歸於其中。

圖表 4-7 營養標示範例

包裝食品營養標示格式（一）

每一分量	公克（或毫升）	
本包裝含	份	
	每份	每 100 公克（或每 100 毫升）
熱量	大卡	大卡
蛋白質	公克	公克
脂肪	公克	公克
飽和脂肪	公克	公克
尼式脂肪	公克	公克
碳水化合物	公克	公克
糖	公克	公克
鈉	毫克	毫克
宣稱之營養素含量	公克‧毫克或微克	公克‧毫克或微克
其他營養素含量	公克‧毫克或微克	公克‧毫克或微克

包裝食品營養標示格式（二）

每一分量	公克（或毫升）	
本包裝含	份	
	每份	每日參考值百分比
熱量	大卡	％
蛋白質	公克	％
脂肪	公克	％
飽和脂肪	公克	％
尼式脂肪	公克	％
碳水化合物	公克	％
糖	公克	％
鈉	毫克	％
宣稱之營養素含量	公克‧毫克或微克	％或＊
其他營養素含量	公克‧毫克或微克	％或＊

＊參考值未訂定

每日參考值：熱量 2,000 大卡、蛋白質 60 公克、脂肪 60公克、飽和脂肪 18 公克、碳水化合物 300 公克、鈉 2,000毫克、宣稱之營養素每日參考值、其他營養素每日參考值。

*資料來源：衛福部食品藥物管理署。

5. **糖**：精製的碳水化合物，每公克提供 4 大卡。每天**從糖獲得的熱量不宜超過每日總熱量的 10%**。

6. **鈉**：身體內重要的電解質，**每日攝取量建議不超過 2,000 毫克**。

依每日熱量需求，決定該吃多少糖

在上述的營養成分標示中，我想特別和大家談談「糖」這個項目。自 2015 年 7 月 1 日起，衛福部要求包裝食品須獨立設置「糖」的營養標示，可見每日糖分的攝取量，對人體健康影響很大。

糖可分為單醣、雙醣及多醣三種型態（見下頁圖表 4-8），普遍存在於甜的食物中，例如：甜甜圈、糖果、汽水、蛋糕等食物中；若攝取過多的精製糖，容易影響正餐的食欲，並造成肥胖問題。依據世界衛生組織建議，**額外添加之精製糖攝取量上限，為每日所需熱量的 10%**，若以每日 1,200 大卡為例，精製糖提供的熱量不宜超過 120 大卡，相當於 30 公克（每公克為 4 大卡）的砂糖。

為了讓大家能知道自己每天最多能吃多少精製糖，我在圖表 4-9 中，替各位依照性別及年齡層，計算出 4 歲至 18 歲，每人每日建議攝取的熱量及精製糖上限。

圖表 4-8 常見的單醣、雙醣與多醣食物

屬性	特性及型態	常見食物
單醣	醣類中最小的分子，可為人體直接吸收，是新陳代謝的主要燃料。常見型態為葡萄糖、果糖。	果汁、水果、蜂蜜等。
雙醣	由兩個單醣分子聚合而成。常見型態為蔗糖、乳糖、麥芽糖。	甘蔗、甜菜、米飯等。
多醣	多醣類無法直接為人體吸收，需透過酵素轉為單醣。常見型態為澱粉類、糊精、肝醣、纖維素、甲殼素。	全麥麵包、地瓜、芋頭、馬鈴薯等。

**圖表 4-9 4 歲至 18 歲每人每日建議攝取熱量及精製
糖上限量**

項目		每日建議熱量（大卡）	精製糖上限量（公克）
4 歲至 6 歲	男	1,550	39
	女	1,400	35
7 歲至 9 歲	男	1,800	45
	女	1,650	42
10 歲至 12 歲	男	2,050	52
	女	1,950	49
13 歲至 15 歲	男	2,400	60
	女	2,050	52
16 歲至 18 歲	男	2,500	63
	女	1,900	48

　　而 18 歲以上的人，可先視自己的 BMI 值（計算方式見第 15 頁）計算每日建議攝取熱量（見下頁圖表 4-10），其中糖分的熱量不得超過 10%，接著再將此數據除以 4（每公克糖為 4 大卡），便可得知自己一天最多可吃多少公克的精製糖。

點心選購要訣：少糖、少油、少加工

　　許多食物為了吸引消費者的目光，總是包裝得光鮮亮麗，或是在廣告文案上宣稱自己「無糖」（但可能含有代糖）、「零脂肪」（可能只是不含反式脂肪）等。當大家懂得如何辨識上頭的營養標示，就不會輕易上當，這些從營養標示得到的資訊，才是最真實的商品資訊。

　　選購點心的重點不外乎：少糖、少油、少加工。換句話說，食品成分中的添加物、營養標示上的糖、脂肪都得越少越好。在補足營養素之餘，也不用擔心增加身體負擔。此外，在圖表 4-11 中，我整理出便利商店點心的選購建議，提供大家參考。

圖表 4-10　18 歲以上的成人，可從 BMI 值計算每日建議攝取熱量

每日活動量	BMI 過輕者所需熱量	BMI 正常者所需熱量	BMI 過重、肥胖者所需熱量
輕度工作（如辦公室上班族等）	35 大卡×目前體重（公斤）	30 大卡×目前體重（公斤）	20 大卡至 25 大卡×目前體重（公斤）
中度工作（如外勤、業務員等）	40 大卡×目前體重（公斤）	35 大卡×目前體重（公斤）	30 大卡×目前體重（公斤）
重度工作（如工人、醫護人員等）	45 大卡×目前體重（公斤）	40 大卡×目前體重（公斤）	35 大卡×目前體重（公斤）

舉例：王先生 65 公斤、身高 172 公分，工作是一般內勤人員（輕度工作）。

首先計算他的 BMI 值：

65（公斤）／1.72^2（公尺²）＝21.97→屬於正常範圍。

那麼他每日所需的熱量為：

30×65＝1,950 大卡

每日從糖中攝取的熱量不得超過10%：

1,950×10%＝195 大卡

每公克糖可產生 4 大卡：

195／4＝48.75 公克

→王先生每日攝取的精製糖上限為 48.75 公克。

圖表 4-11 營養師這樣選超商點心

熱量小於 150 大卡	熱量小於 250 大卡
關東煮的原態食物	**飯糰系列**
· 昆布捲（4 大卡） · 白蘿蔔（8 大卡） · 鮮香菇（11 大卡） · 金針菇捲（47 大卡） · 手工高麗菜捲（57 大卡） · 甜玉米（76 大卡）	· 溏心蛋飯糰（193 大卡） · 哇沙米鮭魚卵飯糰 　（235 大卡） · 鮪魚飯糰（186 大卡） · 博多明太子炙燒鮭魚飯糰 　（174 大卡）
有飽足感的主食類	**三明治系列**
· 地瓜（拳頭大小，115 大卡） · 和風果醋涼麵（96 大卡） · 蒟蒻涼麵（45 大卡） · 造型人形燒（145 大卡）	· 蜜汁烤雞玉子三明治 　（163 大卡） · 燻鮭魚三明治（176 大卡） · 紐奧良風味烤雞三明治 　（187 大卡）
補充蛋白質的蛋、奶類	**沙拉系列**
· 茶葉蛋（75 大卡） · 小杯裝無糖優格（96 大卡）	· 義式烤時蔬沙拉（155 大卡） · 鮮菇沙拉佐油醋醬 　（179 大卡）
補充纖維質的蔬菜、水果類	**飲品系列**
· 四季小盤鮮果盒（62 大卡） · 水果優格沙拉（150 大卡） · 陽光番茄沙拉（122 大卡） · 和風沙拉（93 大卡）	· 原味牛奶麥片（165 大卡） · 中杯拿鐵（166 大卡） · 中杯無糖紅茶拿鐵 　（192 大卡） · 大杯無糖美式咖啡（14 大卡） · 無糖高纖豆漿（161 大卡） · 無糖茶飲（0 大卡）

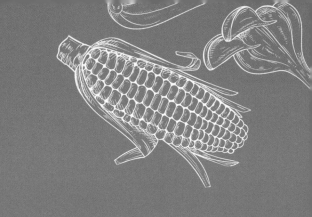

第 **5** 章

最高機密：
楊博士的手搖飲料
含糖大調查

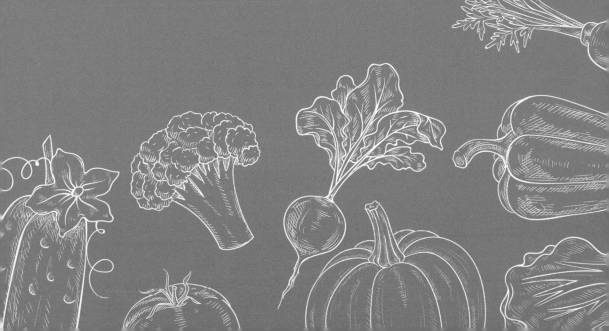

湯湯水水學問大，
什麼人該喝什麼湯？

　　不論吃中餐或西餐，一般人都習慣搭配一碗既營養又暖心的湯品；本書也反覆提及，餐前先喝湯，既開胃又可增加飽足感。除此之外，臺灣特有的手搖飲料，也是許多人外出解渴、飯後解膩的良方。湯品、飲料看似平常，其實從營養學的角度來看，這些湯湯水水可是大有學問，本章就要替大家介紹湯品、飲料如何選擇才能喝得更健康、更營養。

濃湯熱量超高，清湯最享「瘦」

　　首先談談湯品，可依稠度簡單區分為濃湯和清湯，一般常見的湯品，像是玉米濃湯、莧菜吻仔魚湯、南瓜濃湯、酸辣湯，常會加入精製澱粉（如太白粉、麵粉、玉米

澱粉、地瓜粉等）勾芡，以提升濃度與稠度，這也是濃湯熱量爆表的主要原因。

每 20 公克的精製澱粉，含有 15 公克碳水化合物和 2 公克蛋白質，熱量達 70 大卡（約為一份主食類）。濃湯不僅含有大量蛋白質、脂質，精製澱粉的含量更是驚人，每一口湯汁都混合了不少的醣類、脂質，換句話說，當你大口大口享受濃湯的同時，也把熱量源源不絕的吞下肚，進一步形成體脂肪囤積。

除了澱粉外，有些濃湯還會添加奶油以增加奶香味、提升濃郁口感，這也是為什麼我會建議減重或在控制血糖、血脂的患者，**務必少喝濃湯，改以清湯取代。**

清湯雖然比較沒有高熱量的問題，但腎臟疾病患者仍得提高警覺，不論是清湯或濃湯，只要是湯汁（甚至滷汁），都可能含有過多的鈉、鉀、磷，端看湯品的源頭是否由豬大骨、雞骨甚至市售高湯塊熬製而成。儘管湯品鮮美可口，為了避免腎臟負荷過度，建議還是淺嚐即可。

以下替大家介紹兩道健康美味的湯品，分別為「雞」情玉米濃湯與暖「南」蔬菜清湯。其中「雞」情玉米濃湯改以馬鈴薯取代精製澱粉，愛喝濃湯又怕胖的朋友可學著在家自己煮。

● 「雞」情玉米濃湯

食材：

　　新鮮玉米 2 條、馬鈴薯 1/2 顆、雞蛋 1 粒、洋蔥 1/2 顆、雞胸肉絲 20 公克、火腿丁 10 公克、全脂鮮奶（或鮮奶油）300 毫升、水 100 毫升。

做法：

　　1. 取下玉米粒、馬鈴薯帶皮洗淨切丁、雞胸肉水煮後切絲、洋蔥切小段。熱油鍋備用。

　　2. 在油鍋中加入玉米粒和洋蔥炒軟，再加馬鈴薯丁炒香，最後倒入 100 毫升開水後關火，稍待降溫。

　　3. 將步驟 2 倒入耐熱的果汁機打均勻（若溫度過高可加冷開水）、過濾粗顆粒後，置入鍋中煮滾，再加入蛋液拌勻。

　　4. 將鮮奶（或鮮奶油）倒入煮滾的鍋中，持續攪拌，最後再加雞胸肉絲和火腿丁後煮滾，撒些鹽巴調味即完成。

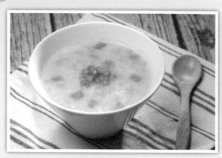

▲熱量一人份約 169 大卡。

● 暖「南」蔬菜清湯

食材（四人份）：

　　小排骨 300 公克、南瓜 200 公克、玉米 1/2 根、牛番茄 1 粒（約一個拳頭大）、蔥 2 支、水 1,000 毫升。

調味料：

　　鹽巴 1 茶匙、米酒 2 茶匙、香茅粉少許、義大利香料少許（視個人喜好添加）。

做法：

　　1. 南瓜去籽、帶皮切塊；番茄洗淨去蒂、帶皮切大塊；蔥洗淨切段；排骨燙熟後備用。

　　2. 將步驟 1 裝入大碗，並於碗中倒入 1,000 毫升冷水後置於電鍋內。

　　3. 加入鹽巴 1 茶匙、米酒 2 茶匙調味。

　　4. 電鍋外鍋倒一杯水後蓋上鍋蓋、按下烹煮鍵待跳起。撒上香茅粉、義大利香料即完成。

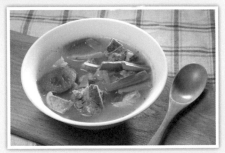

▲小提醒：這道湯品一人份僅 240 大卡。料理時不須用火，簡單以電鍋烹煮即可，還能吃得到蔬菜的鮮甜。

湯品營養的關鍵，在烹煮時間及溫度

臺灣人很懂燉補之道，一般家庭吃飯都習慣配湯。午、晚餐時間一到，家家戶戶便會飄散出濃郁的湯品香氣味；當你回過神來，早已坐在桌前，緊握著碗筷等待開動──這就是湯品的魔力。香港人則愛吃煲湯，將各種中藥、蔬菜、肉類、水果集於一鍋，精心熬上數小時，大食材燉成小食材，盛盤食用時更是香味四溢，教人忍不住口水直流。

湯品固然令人食指大動，但各位是否思考過，喝下肚的湯汁究竟有多少營養？

這個問題可分成兩部分討論，若單就三大營養素來看，濃縮在湯汁內滿滿的蛋白質、脂肪、碳水化合物，絕對能提供滿滿的能量；但如果各位探討的是維生素，那麼影響湯品中維生素多寡的關鍵，在於烹調時間和溫度。

維生素可分為水溶性和脂溶性兩種。其中維生素 C 和 B 群易溶於水，且容易受到光和熱的破壞；脂溶性維生素 A、D、E、K 可溶於油脂，其成分比水溶性維生素來得穩定。由於湯汁含有油脂和水分，因此在長時間熬煮下，食材中的兩種維生素都會釋出至高湯內；**溫度越高、**

燉煮時間越久，養分釋出的比例就越多，所以有人說品嚐煲湯的精華不在於吃料，而是喝湯。

話雖如此，但燉湯內的食料並非完全沒有營養，例如燉煮雞湯時，只有少許蛋白質會溶入高湯，鍋內的雞肉仍有營養價值，千萬不要隨意丟棄。

喝湯五大招，維生素一網打盡

再回到維生素從食材流失的問題，水溶性維生素 C 和 B 群本身不耐高溫，在長時間的高溫燉煮下，很容易就被破壞殆盡。其實不光是烹煮階段，當食材在清洗、切塊時，水溶性維生素就像沙漏般開始流逝，尤其在接觸空氣後，部分維生素便會氧化、受到光照破壞；進入鍋中烹調後，火候和鍋內的水分都會影響維生素的溶出量。

儘管水溶性維生素容易流失，大家還是可以透過下列五大招，輕鬆將維生素一網打盡：

1. 食材建議先清洗之後再切，可減少水溶性維生素流失。

2. 儘早食用或烹調新鮮食材，切勿久放（尤其是已經切片、切塊的食材）。

3. 縮短烹調時間，例如燙蔬菜可觀察熟度，待菜葉煮至爽脆時即可撈起。

4. 儘管食材的精華都在高湯裡，但鍋內食材並非完全沒有營養，記得一同食用。

5. 餐後多吃當季水果，可補充滿滿的維生素 C。

什麼人喝什麼湯，選擇大不同

值得注意的是，高血脂、高血壓、腎臟病患者，或是容易水腫的人，須特別注意鍋物、煲湯、湯品、滷汁的攝取量。千萬別為了補充維生素而使病情加重，這樣絕對是本末倒置（常見火鍋湯底鈉含量及吸鈉食材排行榜，見第 62 頁圖表 2-9）。日常應以少精製、少加工的原態食物為主，並因個人病況請教營養師、醫生每日飲食建議，才是健康的不二法門。

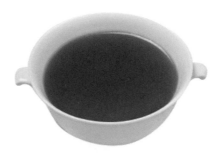

▲對於無湯不歡的人，建議選擇口味清淡、調味簡單且少油的湯品。

　　此外，選擇湯品應視個人需求，例如患有糖尿病，或是近期正在執行減重計畫的人，就得把濃稠、勾芡的湯品視為大忌；若是高血壓患者，則建議挑選口味清淡、調味簡單，以天然蔬果熬煮的湯品；若是**高血脂患者，喝湯前可先將上層飄浮的油脂撈掉再享用**。

半糖甜度照爆表！手搖飲料怎麼健康喝？

再來談談飲料。有不少外國朋友都說臺灣人超愛喝飲料，穿梭在臺灣的街道巷弄內，隨處可見飲料店、茶飲小舖林立；便利商店、大賣場的冷藏櫃內，更是飲料的一級戰區，人手一杯飲料，早已是臺灣人逛街、休憩時的常態了。既然飲料已成為生活不可或缺的一分子，對於各式飲品的知識，大家不妨有更深一層的了解。

前文提過，現行市售包裝食品中的營養標示，必須標示出該產品的含糖量（見第 156 頁）。自 2015 年 7月開始，手搖飲料也必須標示糖量和咖啡因，方便民眾在享受飲品的同時，也能確實掌握自己究竟喝下了什麼。

身為營養師我可以告訴各位，喝飲料本身並沒有錯，也有許多相關研究指出，**茶葉對於人體有一定程度的好處**

（請見第 178 頁），但飲料中也潛藏慢性疾病的殺手——過量的糖分。換句話說，只要懂得控制糖分攝取、選擇優良的糖類來源，喝飲料似乎也不再那麼可怕了。

黑糖、紅糖、蜂蜜都比白砂糖健康

喝飲料時，選擇品質相對優良的糖，其營養價值會比精製糖來得高。和第三章介紹過的澱粉一樣，精製程度越高的糖，營養流失就越多，除了無益於健康外，更容易形成體脂肪、使血糖不穩定、引起蛀牙等。

舉個例子，一般人常聽到的白砂糖、冰糖、黑糖、紅糖，主成分皆為蔗糖。蔗糖是一種雙醣，由葡萄糖和果糖組成，**黑糖、紅糖比冰糖或白砂糖來得健康**，這是因為黑糖和紅糖的精製程度較低，保有較多維生素及礦物質。另外，蜂蜜富含相當高的維生素、礦物質及胺基酸，也是個好選擇。

需要注意的是，儘管黑糖、紅糖、蜂蜜比其他糖類來得健康，但其本質上都是**精製糖，每一公克含有 4 大卡**，除了有熱量囤積的問題外，大量攝取更會造成體內血糖劇烈波動、導致胰島素過度分泌、引起肥胖，進而危害身體的健康。

為什麼營養師要你少吃甜食？

了解常見糖類的差別後，接著要探討食品加工廠常用來添加至飲料中的**高果糖玉米糖漿**（HFCS，以下簡稱高果糖糖漿）。

高果糖糖漿的主要成分為葡萄糖與果糖，兩者以45：55 的比例混合而成，其中比較容易產生健康問題的是果糖。果糖在人體中的代謝途徑與葡萄糖不同，容易**刺激肝臟形成脂肪，代謝後更會產生尿酸**。長期食用果糖更會增加高血壓、高血脂等心血管疾病，或痛風、糖尿病的風險。

目前有不少手搖飲料店使用高果糖糖漿取代傳統砂糖，這是因為糖漿的價格便宜、甜度更高；此外，市售餅乾、蛋糕、冰淇淋和其他食品加工物，也經常使用高果糖糖漿增加成品甜度，因此營養師常建議民眾，少吃市售甜食及加工食品。

不過大家不必過度擔心，現在已有營養標示可提供消費者參考，讀懂營養標示後，就可聰明篩選含有過多糖分的產品，只要控制好一天糖分的攝取量，就可大幅度降低罹患慢性疾病的機率。

糖分攝取不得超過每日總熱量的一成

前文提過，世界衛生組織強烈建議，每日糖攝取量應占總熱量的 10% 以下。若以男性成人每日攝取熱量 2,000 大卡為例，由於每公克糖有 4 大卡，換算下來一天**不得吃超過** 50 公克的糖（一般市售方糖每顆大約 5 公克，**約 10 顆方糖的量**），這也是目前臺灣衛福部建議的上限。

如果想讓身體更健康，世界衛生組織更建議，將每日糖分攝取量，減半至總熱量的 5% 以下更理想，即不超過 25 公克（約 5 顆方糖）。

要注意的是，世界衛生組織建議的糖攝取量，並不包含天然食品中的碳水化合物，而是指額外攝取的糖分，各位可依據食品上的營養標示計算每日的糖量攝取，著手進行減糖計畫。若一下子就從全糖變無糖很難適應，不妨採用酌量減少的方式，從少糖、半糖、微糖依

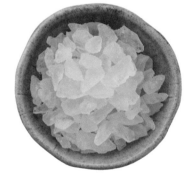

▲世界衛生組織建議，每天糖分攝取量不超過 25 公克，約 5 顆方糖。

序到無糖，漸進式的降低一天攝取的精製糖量。

大杯半糖的飲料，糖量照樣爆表

請大家先看圖表 5-1，這是我根據某連鎖飲料店提供的資料，換算出的方糖顆數。手搖飲料店的大杯全糖飲料（700 毫升），含有近 15 顆的方糖；**早餐店一杯 350 毫升的飲料**，則有**約 5 顆至 6 顆方糖**。若以每天攝取熱量 2,000 大卡、一天不得吃超過 10 顆方糖為標準，點一杯半糖的大杯手搖茶（約含 6 顆方糖），一天的精製糖攝取量就已瀕臨超標。

圖表 5-1 市售 700 毫升手搖茶的熱量與方糖含量

甜度	含糖量（公克）	熱量（大卡）	相當於方糖數
全糖	58	232	14.5
少糖	49	196	9.8
半糖	29	116	5.8
微糖	15	60	3
無糖	—	—	—

*製表：新營養食代鄭師嘉營養師。
*資料來源：某連鎖手搖飲料店。

　　各位大概很難想像，就算喝半糖飲料，一天的糖分攝取量也可能爆表，但以上說的只是「純茶飲」的部分，還沒計算「加料」後的熱量及糖分。一般常見的飲料配料如珍珠、布丁、椰果、養樂多等，熱量和糖分都很高，**大杯的無糖珍珠奶茶**，儘管各家飲料店的用料與分量不盡相同，但平均下來還是有**約 350 大卡**的熱量。

　　如果你點的是**全糖大杯珍珠奶茶，等於吃了約 60 公克的糖，與 4 茶匙的沙拉油**，這是因為奶茶含有奶精，而**奶精屬於油脂類**，如此一來熱量至少有 420 大卡；如果再加入珍珠或是波霸等配料，熱量更會來到 530 大卡至 630 大卡，直逼一個油雞便當（見下頁圖表 5-2）。假設各位午餐吃了一個便當，飯後又搭配一杯全糖大杯珍奶，熱量便會直接突破 1,000 大卡，肥胖與贅肉就是這樣累積出來的。

　　如果真的非喝奶茶不可，建議改點中杯無糖珍珠鮮奶茶（珍珠＋低脂鮮奶＋無糖綠茶或紅茶等），熱量大約只有 170 大卡，不僅可藉由新鮮牛奶（而非奶精）補充鈣質，還可減少油脂的攝取。

圖表 5-2　一杯全糖珍珠奶茶的熱量等於一個油雞便當

> 4 茶匙油脂＋9 顆至 12 顆方糖＝波霸（或珍珠）
> 全糖珍珠奶茶（530 大卡至 630 大卡）＝油雞便當

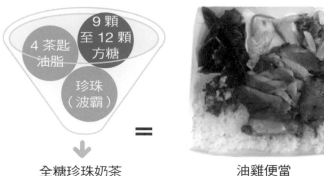

全糖珍珠奶茶　　　　　　油雞便當
（530 大卡至 630 大卡）

*製表：新營養食代鄭師嘉營養師。

四種原味茶，越喝越瘦

　　若是撇開加糖後導致肥胖與心血管疾病的問題，喝茶對於人體其實有諸多好處，除了提神醒腦、讓人神清氣爽外，還可抗氧化、預防心血管病變、提升免疫力。

　　容易心悸的人，可選擇微糖以平衡咖啡因濃度（歐盟

建議一天咖啡因攝取量不得超過 300 毫克）；若擔心茶葉有農藥殘留，可確認店家是否出具檢驗報告書。自己在家泡茶時，建議煮 15 分鐘，並於 60 分鐘內喝完，茶湯才不會受環境因素影響而變質。以下是我建議減重者飲用的四種原味茶飲。

1. **綠茶**：富含兒茶素，目前已知的兒茶素類型有十餘種，其中最主要的兩大類型為「酯型兒茶素」與「游離型兒茶素」，可協助身體抗氧化、清除自由基。

2. **紅茶**：紅茶的咖啡因含量雖為茶葉之冠（約為黑咖啡的二分之一，見圖表 5-3），但由於製作過程經過完全發酵，因此較不傷胃。

3. **烏龍茶**：含有烏龍茶多酚，研究證實可以降低黑

圖表 5-3 黑咖啡與原味茶的咖啡因含量

種類	咖啡因含量（每 100 公克）
黑咖啡	約 80 毫克。
紅茶	約 40 毫克。
綠茶	約 20 毫克。
烏龍茶	約 30 毫克。
麥茶、普洱茶	麥茶 0 毫克、普洱茶約 2 毫克。

色素生成，且有美白效果。

4. **麥茶、普洱茶**：幾乎不含咖啡因，因此很適合容易失眠的人，但由於不含茶多酚，對於減重與美白較無效果。

茶葉的發酵程度越低，保留的營養素就越多，因此**綠茶、煎茶**等未發酵茶葉，**營養價值就比全發酵的紅茶來得高**（見圖表 5-4）。現在手搖飲店煮茶的溫度，約控制在80度C至 95 度C，有的店家還會使用冷卻機一邊浸泡茶葉、一邊降溫，藉此保存較多的營養素。下回大家在買飲料時，不妨注意觀察一下店家的製茶方式。

圖表 5-4 市售茶飲的發酵程度比較

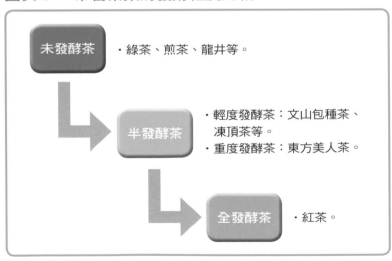

*製表：新營養食代鄭師嘉營養師。

特調水果茶，最好少喝

　　水果富含維生素 C，可協助人體抗氧化、抗發炎、提升免疫力，並預防感冒。但市面上大部分的水果茶（包含葡萄柚綠茶、蔓越莓綠茶等調味茶），除了水果之外，大都會以果醬調味。果醬在製作過程中會加糖燉煮，造成熱量負擔。因此在點購水果茶時，建議大家可詢問店家使用原料為何、是否額外添加果醬。

　　很多人一到冬天就想喝酸酸甜甜的熱水果茶，但**維生素 C 不耐高溫**，建議大家盡量以**無糖中杯常溫**為佳。最後記得把裡頭的水果一併吃下，以增加膳食纖維的攝取量。此外，大家也可選擇新鮮現打的果汁，並以無糖中杯為主。因為水果一份約有 60 大卡，而打成果汁通常需要較多的水果量，若點大杯可能會攝取過多糖分與熱量。

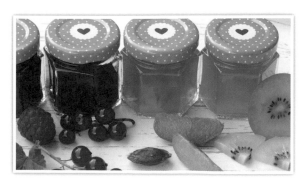

◀市售水果茶大都會加果醬，建議飲用前可先詢問店家。

同樣是半糖飲料，為何別家喝起來較甜？

大家注意過嗎？有時明明同樣是點半糖紅茶，但不同飲料店的甜度卻差很大。為解開這中間的差異究竟為何，我與新營養食代團隊秉持實驗精神，實際走訪中國

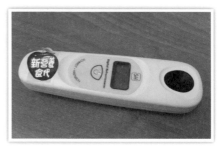

▲ 本次實驗使用 SCHMIDT＋HAENSCH（S＋H）型號 DHE-FR1 的糖度折射計。

醫藥大學周邊連鎖飲料店，並以糖度折射計（見上圖）測量各店家販售的大杯無糖、微糖、半糖紅茶、綠茶、奶茶以及紅茶拿鐵。希望藉由本實驗，驗證感官甜度與各店家實際用糖量的差異。

一般民眾對含糖量的概念如何？我們以「大杯半糖不加配料」的手搖飲料為例，提供四個選項讓網友選擇，共蒐集了 100 位民眾的投票結果（見下頁圖表 5-5）。其中有 50 位民眾認為含糖量有 10 顆以上，占了總人數的 50％；認為含 7 顆至 9 顆方糖的，則有 21 人；認為含 4 顆至 6 顆方糖的，則有 9 人；認為含 3 顆以下方糖的，則有 20 人。

糖度並不等於甜度

根據上述調查結果，多數民眾對於半糖飲料的甜度認知為「10 顆方糖」。但甜度與糖度並不一樣。

甜度指的是糖溶液呈現出的甜味程度，屬於主觀的味覺感受；而糖度是指，以糖度折射計或是糖度比重計所測得的 Brix（°Bx）度數，屬於事實的陳述，因此兩者無法精準比較，只能概略以區間呈現，請參見下方圖表所示。

圖表 5-5 民眾對「大杯半糖不加配料」的手搖飲料含糖量概念的調查

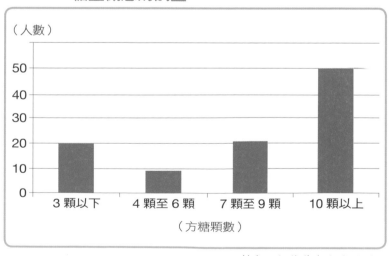

*製表：新營養食代林子群。

前文提過，一般市售手搖飲料會以高果糖糖漿取代傳統砂糖，這是因為果糖在溫度較低（約攝氏 35 以下）時甜度較高；砂糖（蔗糖）的甜度則不會因溫度而有太大的改變。兩者相較之下，果糖只要使用少量就能達到一定甜度，因此成為各個店家所愛用的原料，而本次驗證的店家，都是使用果糖製作飲料。

我們隨機選了 12 家飲料連鎖店（代號 A～L），購買了 20 杯一般民眾較常喝的飲料（綠茶、紅茶、奶茶、紅茶拿鐵）（見圖表 5-6）、甜度（無糖、微糖、半糖）（見第 186 頁的圖表 5-7）以及溫度（微冰及熱飲）檢測並計算平均值。其中奶茶以奶精粉沖泡；紅茶拿鐵則使用鮮奶製作。

由於本實驗測試的是含糖飲料的甜度，因此僅把其中四杯無糖茶飲，當作驗證甜度真偽值的標準，主要檢測對象為其餘的 16 杯含糖飲料。

根據檢測結果發現，不同的飲料之間，其含糖量並沒有一定的規則，從圖表 5-8 來看，同樣微糖、微冰的飲料，綠茶、紅茶、奶茶、紅茶拿鐵的含糖量（方糖顆數）竟完全不同，光是紅茶、綠茶含糖量就差了 2 顆之多；實測結果更發現，**半糖飲料（不分冷熱），平均會喝到約 6 顆方糖量。**

圖表 5-6 常見冰飲品之抽查對照表

品項	綠茶	紅茶	奶茶	紅茶拿鐵
A	●	●		
B	●			
C	●			
D	●			
E	●	●		
F		●	●	
G				●
H				●
I		●	●	●
J		●	●	●
K			●	
L			●	●

＊製表：新營養食代林子群。
● 代表各店家之抽查飲料品項，共 20 件。
（不同溫度、甜度所含的平均方糖數，見第 187 頁統計表）

圖表 5-7 糖度與甜度的概略對照

糖度	全糖	少糖	半糖	微糖	無糖
甜度	不減糖	7 分至 9 分糖	5 分糖	2 分至 4 分糖	不加糖

*製表：新營養食代林子群。

　　除了各店家之間的比較外，我們也檢測了同一店家、同款飲料使用的糖量。以 J 店的微糖紅茶為例，同店同款飲料的含糖量，竟有 2 顆方糖的差異，尤其該店是以機器取糖，理應更為精準，卻仍有這麼大的落差；I 店以湯匙手撈取糖，同款飲料的方糖差異更是高達 5 顆。此結果顯示，**店家在製作飲料時，難免會有取糖量不一致的情形，**這也是為什麼在本次實驗中，**微糖、熱飲的奶茶含糖量，會比半糖、微冰的奶茶還要高。**

　　另外，從圖表 5-8 可知，**紅茶的含糖量明顯高於其他飲料，**經過綜合資料搜尋，並詢問南投名間鄉茶農後，我們認為可能是因為無糖紅茶較為苦澀，店家為了增加適口性，因而習慣在紅茶中添加較多的糖，以迎合大眾口味。

一天最多喝幾杯飲料？從糖分攝取上限判斷

前文提過，世界衛生組織建議每人每日從精製糖中攝取的熱量，應低於總熱量的 10%，以 55 公斤的健康女性為例，每天總熱量約為 1,600 大卡，那麼她一天從精製糖中攝取的熱量只能有 160 大卡，也就是 40 公克（8 顆

圖表 5-8　不同溫度、甜度的飲料所含方糖數

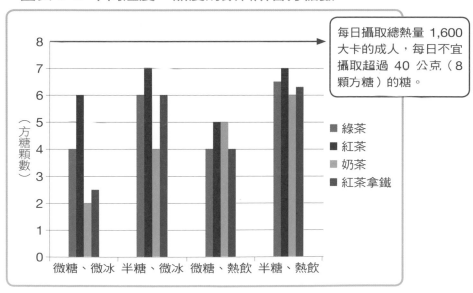

每日攝取總熱量 1,600 大卡的成人，每日不宜攝取超過 40 公克（8 顆方糖）的糖。

綠茶
紅茶
奶茶
紅茶拿鐵

微糖、微冰　　半糖、微冰　　微糖、熱飲　　半糖、熱飲

*使用糖度計檢測時，通常顏色較深、不透光的飲料含糖量較高，這時就需要以無糖飲料作為基準值。假設無糖紅茶的檢測結果為 x°Bx，而微糖紅茶檢測值為 y°Bx，計算時就得將微糖紅茶的檢測值（y）扣除無糖紅茶的檢測值（x）作為真值，再進行後續計算。

*製表：新營養食代林子群。

方糖）。**光是一杯 700 毫升的半糖、微冰紅茶（含 7 顆方糖），就已經瀕臨破表邊緣了。**

更何況店家取糖時容易失誤，即使口感上不覺得甜，你仍舊把過量的糖分給吃下肚了，若是再加上其他一天中會攝取到含精製糖的食物（例如餅乾、麵包、糖果等），非常容易超標，更會提高各種慢性疾病的風險。

另外要注意的是，偏酸的飲料（如檸檬汁、水果茶等）會需要添加更多的糖以調整風味，無形中害你吃下更多的糖。實際上，與其斤斤計較這些糖分、熱量，還不如喝白開水，男性為 2,000 毫升，女性為 1,600 毫升。有助於新陳代謝。若真的非喝市售飲料不可，建議大家將分量從大杯改為中杯，並以漸進的方式降低甜度，減少精製糖的攝取量。

後記

培養正確飲食觀念，
健檢沒有紅字，你也可以！

　　寫這本書時，正是我對自己的教學目標產生懷疑的時候，因為無論我們做了多少研究，為慢性病、三高所苦的人數比例，卻始終居高不下。

　　這些研究到底對人類有多少程度的幫助？身為營養學研究者及教師的我，又還能做些什麼？因此，我開始投身社區的營養教育，培訓一群志同道合的營養師，組成一個團隊，並針對企業、社區關懷、校園推廣，舉辦了許多營養專題講座、健康促進活動，帶領大家逐步培養健康的生活型態，也讓更多人從專業的營養師身上學到「什麼是營養學」。

　　在推廣的過程中，我發現，大部分的人對國家推動的一些營養觀念、政策，都不甚了解，例如「每日飲食指南」、「飲食指標」、「健康餐盤」（按：將每日食物依六大類飲食，在餐盤中按面積比例分隔）等。這讓我感到

十分挫敗，而我也終於理解到，那些我們以為理所當然的健康觀念，在民眾心中其實是十分陌生的。

因此，我決定進一步推動個人智慧裝置的飲食紀錄（新食記運動），同時也希望透過軟體紀錄，了解國人的飲食習慣，並加以深入分析研究。其實，我們的健康問題，都源自於飲食的不均衡；團隊透過這些研究，研發出不同的衛教模式，為的就是希望能對聽眾或參加活動的人，發揮最大的影響與效益。

這項推動至今已步入第四個年頭，我們持續努力開發新的教案題材，不停學習，就是希望我們能夠影響大眾，啟發大家的飲食意識，培養正確的飲食觀念。這條路雖然崎嶇，但是成果豐碩、迴響熱烈，也讓我更有自信繼續擔任教育工作。

「營養」是一門看似簡單，實則無邊際的學問。我很慶幸，結識了一群有共同理念的年輕人，一起努力、一起學習、一起成長。本書的完成，必須感謝這些年輕人──「新營養食代團隊」的營養師及成員們：黃韋堯、陳柏鈞、鄭師嘉、林歆惠、張惟凱、洪小玥、林子群、李雅琦、鄭惠文、陳琳臻、邱薇儒。因為有你們，讓我明白夢想是可以實現成真；跟你們一起努力，讓我明白什麼叫做享受工作。

　　此外，我也非常感謝大是文化出版團隊，總是不厭其
煩，並耐心等待書稿，這本書獻給你們，也獻給所有我愛
的人。希望透過這本書，能引發你對營養的興趣，加入我
們的行列！

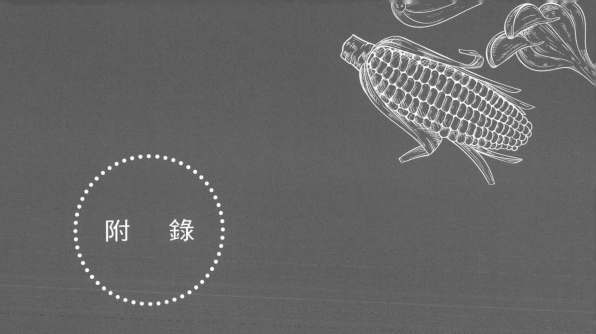

附　　錄

養生飲品 DIY

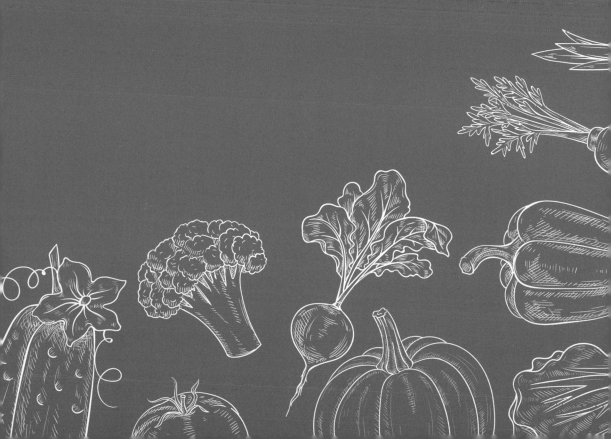

　　每到炎熱的夏天，總是想來杯清涼的飲料，市面上更是充斥著各式口味的手搖飲！不過，這些外面販賣的飲料，熱量和糖分通常都很高（請見第 176 頁），各位讀者不妨自己動手做杯健康又天然的果汁吧！

　　到了冬天，氣溫較低，薑汁奶茶、薑汁拿鐵、薑汁抹茶、薑汁桂圓等五花八門的飲品也跟著上市。薑的香氣及辛辣味，可讓身體中心溫熱起來，但為了平衡薑的氣

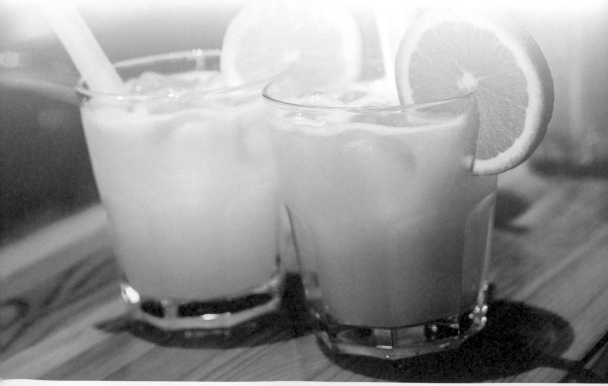

▲水果的取得不但方便，自己做果汁也最簡單、最天然！

味，這類飲品通常甜度固定，如果大家想買來暖身禦寒，建議點中杯就好。

此外，依照中醫的觀點，冬天最適合補腎，飲食上建議以黑色食物為主，具有養腎作用，例如黑芝麻、黑米、黑豆、黑木耳、桑葚等。以下就替大家介紹，兩款適合冬天飲用的「補腎＋護心」飲品。

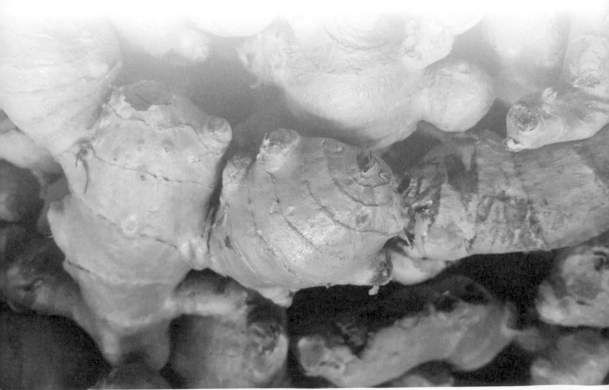

▲薑能驅趕寒冷，是冬天許多人的養生良品。

● 黑芝麻堅果飲

堅果種子類屬於好的油脂類，不過一定要注意攝取量（每天建議一份，約 5 顆至 6 顆），吃得太多反而容易攝取過多熱量、造成肥胖。堅果種子類可提供維生素E、鎂等，能協助清除自由基、抗發炎、預防動脈粥狀硬化，降低罹患心血管疾病的風險。

· 準備材料：綜合堅果粉 1 包、牛奶 300 c.c.。（堅果種類可依據個人喜好自由調整。）

· 做法：將上述堅果粉，取兩大匙，以熱牛奶沖泡後，即可飲用。

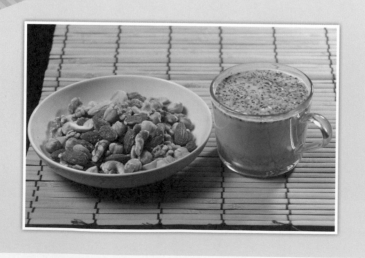

● 黑木耳露

　　黑木耳富含膳食纖維，能刺激腸壁、促進腸胃蠕動，並縮短食物在大腸中滯留的時間、加速體內廢物排除、預防便祕；多醣體成分也可提高人體免疫力。木耳分為黑、白兩色，其中黑木耳不僅分量較多、熱量也較低。選購時盡量挑選半個巴掌大的黑木耳，吃起來較為 Q 彈；若是超過半個巴掌大的木耳，容易因木質素增加而帶有酸味。

· 準備材料：黑木耳 300 克（泡水後）、冷開水 650 c.c、
　　　　　　蜂蜜 1 小匙。

· 做法：將新鮮的黑木耳洗淨後燙熟，放進調理機加水打
　　　　碎，最後再加一小匙蜂蜜，黑木耳露即完成。

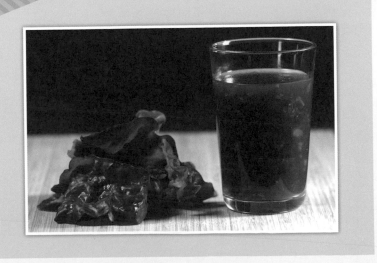

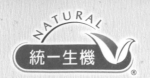

統一生機成立於西元1999年，本著健康、安心、少添加的理念，產品不僅clean label-
讓添加物越少越好或不添加，更要做到clear label-讓產品成分清楚充分揭露。
從源頭把關、製程監控、品保檢驗、倉儲保鮮、物流配送、售後服務等，努力
扮演好食安守門員的角色，以期讓消費者享受更安心美味的有機生機產品。
並透過知識行銷之傳遞，讓消費者了解飲食、健康、心靈、環境的重要，於
享受美好的飲食中，更能體會對人類、地球盡一份關愛的心力，同時使身、
心、靈更為健康平衡。

統一生機目前提供多元化的有機&生機產品，包括生鮮蔬果、五穀雜糧、
堅果果乾、調味品油品、海鹽、冷凍品、飲品及健康零嘴等，期望以多元化的
商品滿足家庭健康飲食所需。同時也提供安心又便利的宅配服務，滿足消費者
一次購足的需求，加入會員可享更多優惠，統一生機邀請您一同享受健康、安心及便利。

統一生機一般會員優惠辦法

購物金
單筆訂單結帳付款金額滿1200元送100元購物金；滿2000元送200元
購物金；滿3000元送300元購物金，以此類推。
(常溫＋冷藏、冷凍訂單金額須分開計算)

生日禮
生日月份即先贈送100元購物金。
(使用期限至發放當月底，生日當月新加入會員不適用，隔年才享有此優惠)

首筆消費，訂單商品可再享95折優惠。
(可與前述購物金合併使用，計算方式為折扣後金額再扣除購物金)

VIP會員
更享優惠

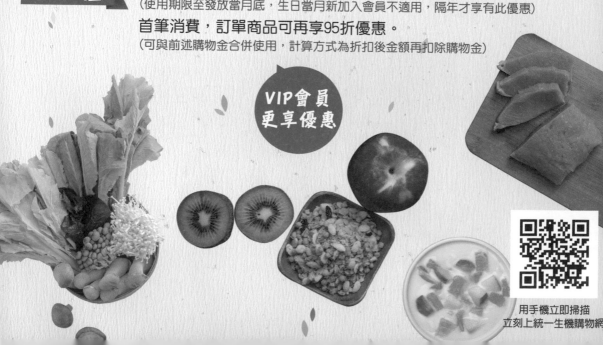

用手機立即掃描
立刻上統一生機購物網

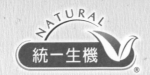

讀者加碼回饋

即日起至2019年2月28日止，於統一生機購物網輸入**優惠碼【A0002】**，
立即享優惠，享安心購好康趁現在！

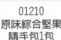

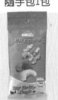
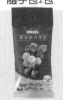

特惠價 699元（免運）

▌輕食早餐組 原組合價875元

01151果然優
綜合堅果X1罐

+

02078有機
燕麥片-細X1包

+

（兩款豆漿任選10瓶）

有機 **or** 有機
無加糖豆漿　　原味豆漿

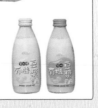

特惠價 689元（免運）

▌營養早餐組 原組合價866元

02135脆穀優果
麥片-經典優果X1包

+

02136脆穀優果
麥片-香甜紫藷X1包

+

（兩款豆漿任選12瓶）

有機 **or** 有機
無加糖豆漿　　原味豆漿

 統一企業集團
統一生機開發（股）公司

地址：桃園市中壢區定寧路15號1樓
網址：http://www.organicshops.cc/

免付費訂貨專線 0800-777-000
愛用者服務專線 0800-880-988

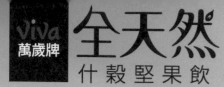

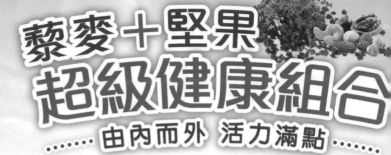

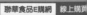

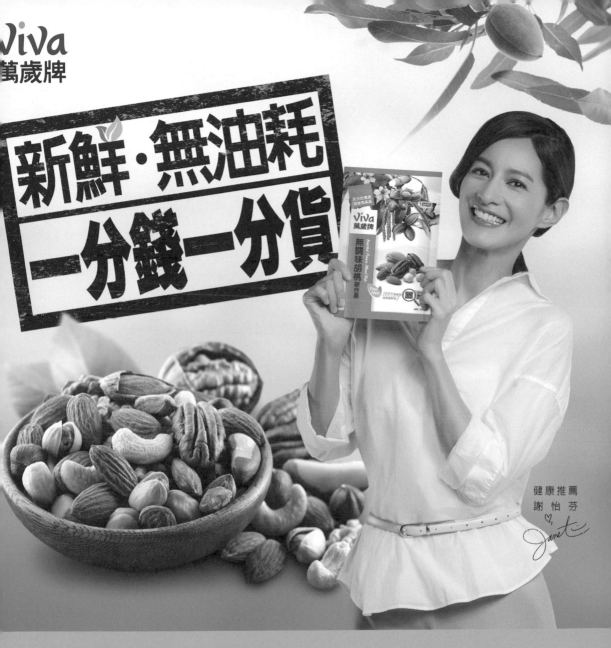

Viva 萬歲牌

新鮮・無油耗
一分錢一分貨

健康推薦
謝怡芬

萬歲牌堅果系列

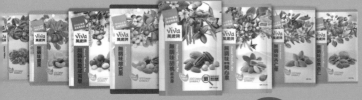

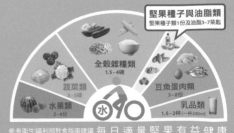

堅果種子與油脂類
堅果種子類1份及油脂3~7茶匙

全穀雜糧類
1.5~4碗

蔬菜類
3~5份

水果類
2~4份

豆魚蛋肉類
3~8份

乳品類
1.5~2杯(一杯240ml)

水 90

參考衛生福利部飲食指南建議 每日適量堅果有益健康

歲牌堅果一分錢一分貨，全程高品質控管，嚴選顆顆飽滿新
無油耗味的堅果，透過低溫烘焙，保留原始果香及營養素，充
保鮮口感香脆更好吃，包包有履歷即查即知，安心看得見！

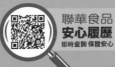

聯華食品E購網　線上購買

國家圖書館出版品預行編目(CIP)資料

不斷醣、降三高的七七七飲食法：貪吃的營養學博士這樣
吃，遠離糖尿病、高血壓、心血管疾病，體檢數字全正
常。／楊惠婷著. -- 初版. -- 臺北市：大是文化，2018.09
208 面；17×23 公分. --（EASY；66）
ISBN 978-986-95116-8-1（平裝）

1. 減重　2. 健康飲食

411.94　　　　　　　　　　　　　　106013859

EASY 066

不斷醣、降三高的七七七飲食法

貪吃的營養學博士這樣吃，遠離糖尿病、高血壓、心血管疾病，體檢數字全正常。

作　　者／楊惠婷
封面攝影／吳毅平
責任編輯／黃凱琪
校對編輯／蕭麗娟
美術編輯／張皓婷
副總編輯／顏惠君
總 編 輯／吳依瑋
發 行 人／徐仲秋
會　　計／林妙燕
版權主任／林螢瑄
版權經理／郝麗珍
資深行銷專員／汪家緯
業務助理／馬絮盈、王德渝
業務經理／林裕安
總 經 理／陳絜吾

出 版 者／大是文化有限公司
　　　　　臺北市衡陽路 7 號 8 樓
　　　　　編輯部電話：（02）23757911
　　　　　購書相關資訊請洽：（02）23757911 分機122
　　　　　24小時讀者服務傳真：（02）23756999
　　　　　讀者服務E-mail：haom@ms28.hinet.net
　　　　　郵政劃撥帳號 19983366　戶名／大是文化有限公司

香港發行／里人文化事業有限公司　Anyone Cultural Enterprise Ltd
　　　　　地址：香港新界荃灣橫龍街 78 號正好工業大廈 22 樓 A 室
　　　　　22/F Block A, Jing Ho Industrial Building, 78 Wang Lung Street, Tsuen Wan, N.T., H.K.
　　　　　電話：（852）24192288 傳真：（852）24191887
　　　　　E-mail：anyone@biznetvigator.com

封面設計／許靜薰
內頁排版／顏麟驊
印　　刷／緯峰印刷股份有限公司

出版日期／2018 年 9 月初版
定　　價／新臺幣 340 元
ISBN　978-986-95116-8-1

※本書內容僅供參考，鑑於正確的飲食及治療方式，須視年齡、性別、病史等而異，請讀者
　自行評估健康風險，或向專業醫療人士尋求更具體的方案及處方。